丁自海◎著

也是解剖史

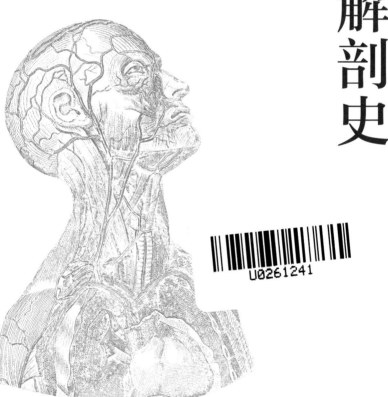

U0261241

山东科学技术出版社

·济南·

图书在版编目（CIP）数据

也是解剖史 / 丁自海著 . -- 济南：山东科学技术
出版社 , 2023.7
ISBN 978-7-5723-1678-4

Ⅰ . ①也… Ⅱ . ①丁… Ⅲ . ①人体解剖学 –
医学史 – 世界 – 普及读物 Ⅳ . ① R322-091

中国国家版本馆 CIP 数据核字 (2023) 第 109251 号

也是解剖史
YESHI JIEPOUSHI

责任编辑：冯 悦
装帧设计：孙小杰

主管单位：山东出版传媒股份有限公司
出 版 者：山东科学技术出版社
　　　　　地址：济南市市中区舜耕路 517 号
　　　　　邮编：250003　电话：（0531）82098088
　　　　　网址：www.lkj.com.cn
　　　　　电子邮件：sdkj@sdcbcm.com
发 行 者：山东科学技术出版社
　　　　　地址：济南市市中区舜耕路 517 号
　　　　　邮编：250003　电话：（0531）82098067
印 刷 者：济南新先锋彩印有限公司
　　　　　地址：济南市工业北路 188-6 号
　　　　　邮编：250101　电话：（0531）88615699

规格：32 开（143 mm×210 mm）
印张：9.25　字数：177 千　彩页：4
版次：2023 年 7 月第 1 版　印次：2023 年 7 月第 1 次印刷
定价：49.00 元

序 1

"问渠那得清如许，为有源头活水来。"科研既要深入，还要能浅出！丁自海教授长期从事人体解剖学教学和研究工作，培养过数十位硕士和博士，出版过十几部临床解剖学学术专著和译著，对临床解剖学的发展起到了促进作用。这次加入科普创作行列中来，把专业理性的解剖学，注入文学的温度，在解剖学科普界可以说是"柳暗花明又一村"。

我国当今各个领域，包括人体解剖学，都需要科普，以提高全民的科学素质，这也是中国梦的一部分。在科学技术是第一生产力的信息时代，也出现过一些迷惑欺骗大众，哗众取宠的伪科学。一些生命科学界的伪科学，为愚昧的迷信活动，提供得以盛行的土壤。"不畏浮云遮望眼，自缘身在最高层。"我希望有更多的解剖学专家关注科普，参与解剖学科普写作和创作活动，向大众普及解剖学知识，让更多的人树立科学世界观。

人体解剖学受传统观念影响一向不受待见，一提起人体解剖会使人恐惧。其实当你认识解剖学后，会感到它是一门有温度的学科。在解剖学发展的漫长历程中，留下了无数不畏艰辛、矢志不渝、惊心动魄或者荒诞不经却又鼓舞人心的励志故事。茶余饭后了解一些你过去不曾熟悉的解剖学故事，从中领略一些人体结构的粗浅知识，得到乐趣，对身心都有益处。

我因此乐得向读者推荐此书，书中的 28 个小故事使冰冷的解剖学有了感性的温润，同时也期待丁自海教授陆续再有这方面故事出版。

中国工程院资深院士

南方医科大学教授　　钟世镇

2023 年初春

序 2

解剖学是现代医学的基石。1543年意大利帕多瓦大学外科学教授维萨里《人体的构造》的出版，激发了人们对人体结构的兴趣，许多大学都建立了解剖演示厅（也称为解剖剧场），解剖学教学与演示也成了一种公共景观。17世纪，英国医生哈维通过解剖研究与实验，发现了血液循环。18世纪，意大利解剖学家莫干尼在对病患死者尸体的解剖基础上，把病人生前的症状与尸体解剖发现的身体解剖结构的变化联系起来，建立了病理解剖学。与此同时，英国外科医生亨特兄弟将解剖与外科密切结合在一起，成为临床解剖的先驱。

随着显微镜的应用，解剖学研究进入了微观层面。18世纪末至19世纪，研究者用显微镜来观察与研究人体的各种组织的形态结构，出现了组织学、胚胎学、细胞学等。20世纪之后，由于透射电镜和扫描电镜等新技术的发展，特别是分子生物学技术的出现，极大拓展了形态学的研究领域，使解剖学在微观层面深入生物大分子、基因层面。另一方面，临床影像技术和腔镜技术的发展，使影像解剖学在临床上得到广泛应用，极大改善了疾病的诊疗。

本书的作者丁自海教授是著名的临床解剖学家，南方医科大学微创外科解剖学研究所所长，从事解剖学教学和研究三十余年，尤其在临床解剖学领域有较深造诣。作者在繁忙的教学工作之余，收集了国内外解剖学发展过程中的经典史料，在此基础上进行科普化创作，采用独立小故事的叙述方式，为读者展示了解剖的起源、解剖与外科、人体的结构与功能的关系，旨在展现人类解剖学发展的脉络、医学进步历程的曲折、医生成长过程的艰难。作者从左利手与右利手的特征、疼痛的价值与意义、"心"想如何事成等充满科学性与趣味性的叙述，给读者讲述了解剖学的科学精神与人文价值。作者还通过一个个生动有趣的故事，向读者介绍了解剖与健康的关系、解剖研究与临床诊疗技术的关联。最后，作者对那些为医学人才培养、为解剖教育的发展而奉献遗体的"无言良师"表达了敬意，展现了医学的发展与创新需要一代代人的不断努力和付出。本书对于希望了解人体解剖知识、了解外科手术发展历程的读者来说，是值得一读的好书。

是为序。

张大庆

2023 年 6 月 18 日

前　言

　　十年前曾有写一些人体解剖学科普文章的想法，但因工作缠身，无暇顾及。这几年稍有松快，又拾起这一放不下的心思。人体解剖学是医学生进入临床医学殿堂的阶梯和钥匙，其重要性不言而喻，故几十年来一直专心于解剖学教学。我想，除用于培养医学生外，把一些浅显易懂的解剖知识介绍给大众，让他们了解自身，会有益于防病治病，延年益寿，这也是一位教师的责任和义务。基于此，经过一年多的努力，写出了这本书。希望读者在闲暇时看上几页，放松一下，并通过这本书获得一些人体解剖学的皮毛知识，从中有所受益，这就是我的初衷。如读者喜欢，就再写一本。

　　考古学家发现，在很久之前，原始洞穴壁画上野牛的心脏部位标有显著的记号。这表明远古的猎人已经懂得这个部位就是他们狩猎时应该瞄准的地方，只要一箭击中即能收获猎物。可见，在茹毛饮血的年代，猎人便已经在实践中获得了一些动物的解剖知识。

　　临床医学，特别是外科学，是在人体解剖学的基础上发展起来的。这一漫长历史是人类为生存和健康而战斗的历史。人体解剖学研究每前进一步，几乎都要付出艰辛、血汗，甚至生命的代价。在此坎坷不平的道路上，人们逐渐认识了人体的结构、血液循环的途径、血压测试的方法等等，也留下了无数惊奇有趣的冒险故事、不法之徒杀人卖尸的惊天大案、荒诞不经却又鼓舞人心的励志尝试。更不乏与解剖相关的离奇古怪的神话故事，如春秋战国时的扁鹊为鲁公扈、赵齐婴换心，手术后第三天二人恢复如初，各自心智焕然一新。这是多么美好的心脏移植梦想！这是神话。现代医学的进步已使心脏移植成为现实。只要努力，神话也能成真。

在 10 世纪以前，科学与技术落后，宗教与迷信盛行，解剖人体被认为是对上帝和宗教的冒犯，会招致杀身之祸。古代的人们对神秘的人体崇拜、敬畏、迷茫和无知。直至 14 世纪中叶，欧洲爆发黑死病，教皇为了寻找瘟疫的根源，特许解剖尸体，也默许医学生对无主尸体进行解剖。从而给那些真正想"认识自己"的解剖学者和医生们带来了最佳的机会和极大的便利，博洛尼亚大学的蒙迪诺教授首次将人体解剖引入医学教学，从此解剖学公开课和解剖学校也应运而生，遍地开花，欧洲的人体解剖学教育因此得到了快速发展。

文艺复兴是欧洲历史上一场伟大的变革，教会和保守势力黑暗统治的桎梏开始被摧毁，"这是一个产生学问上、精神上和性格上的巨人时代"（恩格斯语）。这一时期，解剖学界涌现出一位巨匠——维萨里，他从学生时代就冒着被宗教迫害的危险，执著地从事人体解剖研究，在 28 岁那年完成了《人体的构造》这一巨著，不仅较系统地记述了人体各器官系统的形态和构造，还勇敢地纠正了盖伦许多错误的论点。鉴于此，第 19 届国际解剖学工作者联盟大会决定将维萨里逝世的 10 月 15 日定为"世界解剖日"，以纪念这位为现代人体解剖学做出巨大贡献的解剖学家。与维萨里同时代及其后也涌现出一大批出色的解剖学家和医生，今天外科能做到这一切，都要拜其所赐。

我国的解剖学萌芽可以追溯到周朝。早期在祭祀上帝活动中，常采用心脏作为祭品，在此过程中，祭师会观察心脏的外形，或从不同方向切开，观察内部结构，而后在甲骨上刻出其（♡）模样，即甲骨文，这是世界上对心脏最早的解剖观察，也是最早的解剖图谱（这应该算是"祭祀解剖学"），经过历史的演变才成为今天的"心"字。甲骨文中许多与人体器官有关的字，都是那时人们对人体器官观察的真实记载。华佗能为关羽刮骨疗毒，想必其一定有较深厚的解剖功底。其后中医解剖虽有进展，但由于受封建社会思想的影响和技术落后的限制，一直没有形成系统的解剖学知识，这也反过来影响了中国临床医学的发展。直到 19 世纪后期，西方现代人体解剖学传入我国，医学才有较大的进步。

我在写这本书时发现，科普创作比写解剖学专著难得多，最难的是拿不准内容的深度和范围，写的深了，非医学背景的读者看不懂，而太浅显宽泛又起不到科普的作用。几经修改仍不太满意。在此期间，反复阅读了钟世镇院士、郎景和院士、李瑞锡教授、李清晨医师、苏上豪医师、朱石生先生、李虎研究员的佳作，以及《中国解剖学科史》《手术两百年》等著作，从中受益匪浅。另外还参考了一些历史资料，充实和确认了一些历史事件中的人物、事实。由于有些故事发生久远，史料出处不同，因此人名、时间和地点可能会有出入，请读者指正。

在写作之初，耄耋之年的钟世镇院士对本书的内容选择、写作方法和注意事项给予了悉心指导，后又抱病为本书撰序。写作期间还得到山东科学技术出版社苑嗣文总编辑、韩琳副总编辑和冯悦编辑的鼓励和支持。在此向所有支持、关心本书出版的老师、同事和朋友致以衷心感谢！

本书各章中虽或多或少含有解剖历史片段，但算不得真正意义上的解剖简史，左思右想，权衡利弊，就起名叫《也是解剖史》吧！

丁自海

2023 年初夏于羊城

目录

解剖与健康

解剖的温度

解剖史上的人物

解剖学的祖师爷

山东的"老师"多。几年前我带着几位博士生去山东大学刘树伟教授府上做课题，我们每到一个地方办事，不论找人、问路、实验、购物……遇到稍年长的人，只要叫一声"老师"，说明想干什么，他一定会热情地帮你把事办妥。学生们不解地问，济南怎么有这么多"老师"？我告诉他们，山东是孔子的故乡，尊师重教蔚然成风，你叫一声"老师"，感觉是抬举他，不管他是不是教书的老师，都视"老师"为尊称。自古以来养成的这种优良习俗，沿袭至今，长盛不衰。可见，孔子不仅是教师的祖师爷，也是崇尚教育的百姓们的偶像。这是一段题外话。

温故而知新，可以为师矣。

——孔子

任何行当都有祖师爷，解剖学也不例外！

在中山大学中山医学院解剖实验室的走廊地板上，每隔10米，就贴有一张富有哲理的条幅——没有临床的解剖是短命的，没有解剖的临床是致命的。我每次去讲课走到此处，都会驻足默读一遍，思忖片刻。不知是哪位先贤总结的，切中要害，解剖学的意义就在于此。人体解剖学，临床生命线!

没有临床的解剖是短命的
没有解剖的临床是致命的

2019 年 8 月，伦敦第 19 届国际解剖学工作者联盟大会发出倡议，将每年 10 月 15 日确立为世界解剖日（World Anatomy Day），纪念开拓了解剖学新时代的解剖学家安德烈·维萨里。其意义是使世界各国意识到人体解剖学在培养医学科学专业人才方面的重要作用，改变人们对人体解剖学的认识，感谢和追悼遗体捐献者。

人体解剖学的艰难之路

人体解剖学与其他自然科学一样，是人类在漫长的历史进程中不断探索、实践和积累发展起来的。人类早期粗浅的解剖知识是从献祭、角斗场和战争负伤者偶然观察获得的。原始人类认为神灵是万物之主，人若有灾难或生病则是冒犯神灵的应得惩罚。消灾祛病的最好方法是祭祀神灵，敬畏神灵，求之饶恕。献给神灵最虔诚的祭品就是活人的器官，神灵需要什么器官，祭司就必须切割什么器官。人体的不同器官对应不同爱好的神灵，据说人的心脏代表一个人的灵魂，最受各路神灵的喜欢。祭司在切割祭品的过程中会得到一些人体不同器官的粗浅知识，并一代代传授下去；或许还会切开祭品看看，里面到底是什么东西。甲骨文中的"❤"就是心脏冠状切面看到的轮廓，看来祭司切开过心脏，并将切面画出来，成为最原始的人体解剖学图谱。这些解剖学知识称为"祭祀解剖学"。

在华夏文明的发源地黄河流域，早期的解剖知识不断积累，并逐渐与人体某些疾病联系起来，从而出现了医生的雏形。那时"醫者"多源自巫师，如记载"古者巫彭、巫抵、巫阳……皆操不死之药"。故"醫"字古代作"毉"，由此可以知道早期的这些醫者就是巫医，巫医也是巫师。由于人们对自然的敬畏与恐惧，在面对未知的疾病时，他们很自然地向能够与神灵沟通的巫师求助，因此巫师也就成了最早看病救人的"全科医生"。

殷商时代医学有所发展，甲骨文中有人体"九臓"的说法和多种疾病的记载。当时人殉、祭祀、奠基之风盛行，这些都需要有一批人成为殉葬品或祭品，而对这些尸体进行解剖观察和记录不会有任何舆论阻力，甚至不排除活体解剖的可能性。

"解剖"一词最早出现于《黄帝内经》："若夫八尺之士，皮肉在此，外可度量切循而得之，其死可解剖而视之。"《灵枢·骨度》中记载的骨的数据便是实际解剖测量的。

新朝时期出现了中国有史可查的第一次人体解剖活动，王莽下令对被俘的叛军首领进行公开解剖，"使太医尚方与巧屠共刳剥之，量度五脏"，医生在一旁观摩、学习。这里的"解剖"为动词，算不上解剖学研究，只是在惩罚犯人时，从中获得一些解剖知识。宋仁宗时期，《存真图》的人体解剖图都是解剖罪犯后由画工宋景绘制而成的。王清任的《医林改错》在中国古代人体解剖史上占有重要位置。但中国古代人体解剖研究的不足之处也显而易见。11 世纪前，中国的解剖学水平也较发达，但随着中医内科理论的发展，解剖实践逐渐被忽视。西汉时期，"罢黜百家、独尊儒术"之后，"身体发肤，受之父母，不敢毁伤"的思想开始占据主流，解剖人体因此被视为大逆不道。

在中国，"解剖学"这一名词的来历需要说明一下。20 世纪前中国知识界以全体学指称解剖学，并经历了一场由全体学到解剖学的转变过程。有人将这一名词说成由日本语输入是不准确的。事实上，差不多在日本学界确定解剖学这一名词的时候，英国在华医学传教士德贞于 1886 年翻译出版的《全体通考》中已经使用了"解剖学"专业术语，用以阐述西方的人体解剖学科学思想和生命科学研究方法，中国官方最终以该书为依据确定了解剖学的中文译名。可以说，现代意义的解剖学一词的成型是多种语言和科学思想互动的结果。

在中国人民抗日战争和解放战争极其困难的日子里，解放区的医学教育中，人体解剖学教学依然受到高度重视，印刷了不同版本的解剖学教材，培养了一大批德才兼备的军队医护人员，为抗日战争和解放战争的胜利做出了贡献。

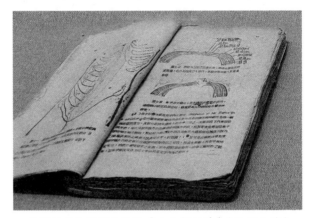

抗战时期八路军出版的《人体解剖学》（民间收藏）

古埃及人认为，尸体要做成木乃伊才能在阴间复活。他们在制作木乃伊时剖开胸腹腔，把除心脏以外的内脏器官都取出装进陵墓里的礼葬棺中，心脏不能动，来生还能再用。这些古老的解剖文化并非是为了探索医学知识，而是基于宗教信仰等超自然理由。4000年前，古埃及的莎草纸（尼罗河流域的一种植物，因叶片上可以写字，故称莎草纸）较准确地记载了脑膜、肌肉、骨骼、关节等结构。那时的医生能够使用石器、铜或铁制的刀具对患者施行体表手术，而且可以通过患者症状的不同大致判断疾病发生在哪个内脏器官。

古希腊和古罗马有多位对解剖学做出贡献的大人物。

古希腊第一位哲人医生阿尔克迈翁（公元前500—？）没有做过尸体解剖，而是依靠动物解剖来推及人体器官。他发现了视神经，能区分出动脉与静脉；认为空气进入耳内的空腔发生振动才有听觉。其首次提出大脑是智慧的源泉。

希波克拉底（公元前460—前377）是古希腊的著名医生。他知道脊柱椎骨的数目，认为大脑的功能是产生黏液，脊髓的功能是用大脑产生的黏液为身体降温。把神经和肌腱混为一谈。提出人体是由血液、黏液、黄胆汁和黑胆汁构成的体液学说，不同的体液组合使人们有不同的体质，四种体液不平衡会导致疾病。在巫医时代，希波克拉底坚持从病人本身找病因，改变了当时医学以巫术和宗教为依据的观念，因而成了那个时代的医学大家。

亚里士多德（公元前384—前322）是古希腊人，集哲学家、教育家、科学家和医学家于一身。他没有解剖过人体，但解剖过许多动物，然后用动物解剖看到的结构知识来推论人体的结构，构筑了一套比较完整的解剖生理体系。他能够区分气管和食管。

希罗菲卢斯（公元前335—前280）是古希腊医生，受益于当地人体解剖政策的开放，在解剖学领域独占鳌头。他毕生解剖过数百具人体。据说他与国王关系不错，国王不仅允许他解剖人体，有空还亲自到现场观摩。凭借得天独厚的优越条件，他大显身手，取得一系列研究成果，能区分血管和神经、动脉和静脉；将神经分为感觉神经和运动神经；认为脑是思想的来源，并区分出大脑和小脑；认为动脉和静脉都是运输血液的管道，人的脉搏是因为动脉内血液盈虚所致，而动脉内血液盈虚是由于心跳所致。因此有人猜测他可能真的解剖过活人，要不然他怎么能把心跳与脉搏联系在一起呢！

埃拉西斯特拉图斯（公元前304—前250）是亚历山大城的医生，做过人体解剖。我们这些从事几十年解剖教学的老师给学生讲课时，都会讲到人体有多少块肌肉，但很少过问最早是谁给"一块肌肉"下的定义，看过朱石生老师写的有关维萨里的故事，才知道是埃拉西斯特拉图斯医生的贡献，他给出的区分方法是：但凡连接着一根肌腱的肌纤维，就属于同一块肌肉。这个定义虽不够完美，但能概括、规范大多数肌肉，从这一点上来讲，这种定义"一块肌肉"的方法是可行的。

盖伦（129—216）是古罗马医学家和解剖学家，他的出色医术使之成为两位罗马皇帝的御医。他总结了前人的成果并用自己的观察充实古代解剖学，著有《医经》，对血液运行、神经分布及诸多脏器做了较详细的记述。有机会观察人体内部结构是他进入角斗士学校之后的事。盖伦作为角斗士学校的外科医生，位高权重，独霸一方，活着治伤，死后验尸，有许多机会观察各部器官的形态和结构。条条道路通罗马。后来盖伦的能耐大了，就去罗马发展。随着盖伦解剖人体数量的增多，对骨骼、肌肉的解剖认识更加深刻，尤其对四肢肌肉的描述更是细致入微。他指出血管里流动的是血液，而不是空气；脊髓是大脑的延伸；识别出 7 对脑神经，漏掉了 5 对；发现尿是肾脏产生的，经输尿管、膀胱和尿道排出。盖伦最大的错误是认为"静脉血是由肝产生的，左、右心室是相通的"。由于盖伦的强势和宗教势力的支持，他的诸多错误的解剖学理论成为"解剖学教科书"，被沿用一千多年，直至欧洲文艺复兴为止。

罗马帝国斐烈二世于 1238 年公布法令，解禁人体解剖，从而迎来了人体解剖学发展的曙光。中世纪后期，欧洲人觉醒，一批著名的大学应运而生，如博洛尼亚大学（1088）、牛津大学（1096）。由于欧洲对人体解剖管制放松，又因为盖伦解剖学只重理论、实际操作少的弊端，于是开始实地解剖。博洛尼亚大学的解剖学教授蒙迪诺（1270—1326）在教学楼的二楼建立了世界上第一间人体解剖实验室，撰写的《人体解剖学》作为欧洲的解剖学教材使用 200 余年。他曾亲自指导人体解剖教学观摩。当时没有尸体固定技术，没有空调和冰柜，即便是冬天，几天之后尸体也会腐败变质，所以一节课可能会持续 24 小时甚至更长的时间，但他一直坚持不懈，直到把一具尸体解剖完成。

15 世纪文艺复兴以后，人体解剖学有了快速发展，首批医科学校出现在意大利的波隆那和帕多瓦，宗教界准许将人体解剖课作为医学教学的一部分。在此后的几百年中，解剖学逐步成为医学教育的基础。

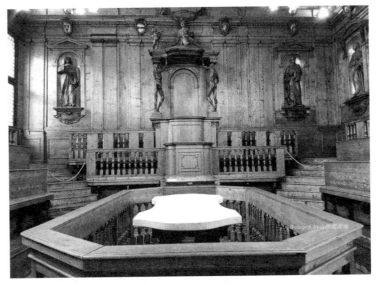

世界上第一间人体解剖实验室

　　文艺复兴的口号是："我是人，人的一切我应该了解"，以此来反对神学统治。在维萨里之前，一些艺术家们也纷纷加入人体解剖学研究的队伍中来，首当其冲的就是著名画家达·芬奇。达·芬奇（1452—1519）是文艺复兴时期人文主义的代表人物，他跟着解剖学家拓雷打过几次下手，竟也敢自己做起解剖来了，且解剖技术毫不逊色，对解剖的热情甚至达到痴迷的地步，一干就是十几个小时，边解剖边绘图。据说他在昏暗的停尸房里，以蜡烛照明，先后解剖了30多具尸体，绘制了700多幅解剖图，流传至今的还有150余幅，大都准确、优美。他曾往气管内吹气，但无论如何用力，也不见心脏膨胀起来，于是得出结论：盖伦所谓肺与心相通的学说是错误的。达·芬奇还是铸型标本技术的发明者。他将熔蜡作为充填剂灌入空腔器官内，待蜡凝固定型后取出来，就是一个完全保真的模型。现在的管道铸型标本就是以此为原理做出来的，只不过用的充填剂是更易成型且有弹性的塑料或有机玻璃。从这一点上讲，达·芬奇也可称得上解剖艺术家。由于达·芬奇的绘图毕生秘藏，150 年后才被人发现，因此这些成果基本上没有对当时的解剖学发展起到推动作用。

维萨里的同学，西班牙医生赛尔维特（1511—1553）在著作中发表了有关他对血液循环的见解，明确地否定了盖伦关于血液从右心室穿过室间隔进入左心室的学说，提出了血液从右心室经过肺回到左心室的见解，这实际上就是肺循环的雏形。为此，他冒犯了宗教和盖伦的追随者，被宗教判处火刑，被活活烧死。到底是因为解剖学界与宗教界的斗争，还是宗教内部的恶斗导致赛尔维特的杀身之祸，没有下文。

与维萨里同时代的意大利解剖学家法洛皮奥（1523—1562）对耳和生殖器官的解剖做出过重大贡献，他在比萨大学和帕多瓦大学任教时对解剖的尸体做了详尽观察，出版过《解剖学观察》（1561）一书。

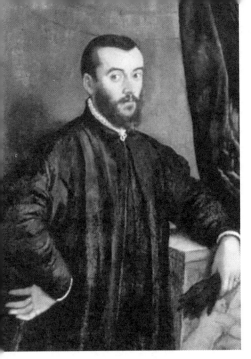
维萨里

维萨里坎坷的一生

真正使人体解剖学走向正规化、现代化的人是安德烈·维萨里（Andreas Vesalius，1514—1564）。维萨里的一生就像人体中面神经穿过颅骨的历程一样，曲折复杂，但目标明确，没有陷入盖伦的魔咒中不能自拔。从学生时代他便冒着受宗教迫害的危险从刑场盗得尸体，进行人体解剖学研究，毕业后留在博洛尼亚大学教书。真正的机遇是，当时一位法官对维萨里的工作很感兴趣，便批准了他解剖罪犯的尸体，这成为开创现代解剖学的一个重要节点。1537 年，维萨里任帕多瓦大学的解剖学教授，他改变教学方法，打破当时由没有专门技能的理发师解剖示范的惯例，自己亲自讲课并给学生演示人体器官的解剖，鼓励学生自己做解剖。他认为"注重实际的解剖结果胜于思辨"。

艰难困苦，玉汝于成。经过几年夜以继日的艰苦努力，他汇集了大量丰富的解剖实践资料，与绘画的同乡卡尔卡合作，于 1543 年出版了巨著《人体的构造》，那一年他刚满 28 岁。该书与哥白尼的《天体运行论》并列成为 16 世纪最伟大的著作。《人体的构造》系统地记述了人体各器官的形态结构，纠正了盖伦等前人解剖学教科书中的许多错误，建立了新的人体解剖学体系，改变了医生的思路，使解剖学成为寻找病因的途径和手术的基础。在那个盖伦理论和宗教统治的年代，维萨里的所作所为引起了轩然大波，随即遭到盖伦信徒和教会的联合进攻。1544 年秋，维萨里万般无助，迫于压力，愤然烧毁自己的著作后离开帕多瓦来到西班牙，担任了国王腓力二世的御医，渡过了比较安宁的二十个年头。

1564 年，维萨里为西班牙的一位贵族做验尸解剖，当剖开胸膛时，监视官说心脏还在跳动，便以此为借口，诬陷维萨里用活人做解剖。宗教裁判趁机提起公诉，判处维萨里死罪。由于国王的出面干预，才免于死罪，改判前往耶路撒冷朝圣了结此案。1564 年 10 月 15 日，在归航途中，客轮在希腊水域遇险，维萨里落水，上岸扎金索斯岛后不幸病逝。后来人们把这一天定为"世界解剖日"。

维萨里生平的版本有十几个，资料出入较大。梁衡先生 30 年前以章回小说的形式出版的《科学发现演义》第十四回中，详细描述了维萨里在极其艰苦的环境中从事解剖学研究的曲折故事，其历程惊心动魄，描述栩栩如生，似伴随血与火、生与死，既有慷慨悲歌，也有胜利喜悦。我曾读过不下 5 遍，深受感动。现摘录一段，与大家共享。

　　话说1536年某时，比利时卢万城外有一座专门处死犯人的绞刑架。白天行刑之后，晚上没有人认领的尸首便如葫芦一样吊在架上。只要风一吹，那死人便轻轻地荡起秋千。四周荒草野坟，鬼火闪闪，就是吃了豹子胆的人也不敢在夜间向这里走近一步。这天刚处死了几个盗贼。白日里行刑时，那些兵士刀剑闪闪好不威风，围观的人群也熙熙攘攘，唯恐挤不到前面。可绞绳一拉，犯人的舌头往外一伸，无论是兵是民，赶快哗然而散，个个转身而跑，都怕死鬼附身。不一会日落月升，斗转星移，转眼就到了后半夜时分，一弯残月如弓如钩挂在天际。这时风倒停了，城墙在月下显出一个庞大的黑影，绞架上的尸体直条条的，像几根冰棍一样垂着。四周静的仿佛万物都凝固了，什么都不存在了。只有无形的恐怖。突然城门洞下几声狗吠，城墙上蜷缩着的哨兵探身向外看看，没有什么动静，一切照旧，只是更加寂静，不觉背上泛起一股冰凉，忙又缩到垛口下面。这时绞架下的草丛里突然窜出一个蒙面黑影，他三两步跳到架下，从腰间抽出一把钢刀，只见月光下嗖地一闪，绞索应声两断，一个尸体如在跳台上垂直入水一般直直落下，栽在草丛里。这人将刀往腰里一插，上去抓着死人的两臂一个"倒背口袋"，疾步而去。这时城下的狗又叫起来，一声，两声，顿时吠成一片。城墙上的哨兵猛地站起，大喝一声"谁？"接着就听到巡逻的马队从城门冲了出来，追了上去。那人背着这样一具沉甸甸的尸体，顺着城墙根走上一条城外的小路，开始还慢跑快走，后来渐渐体力不支，马队眼看着就要赶上来，只见他一斜身子，死人落地，接着飞起一刀斩下人头，提在手里飞也似地钻进一片黑暗中，不知去向。

第二天，卢万城门上贴出一张告示，严申旧法，盗尸者判死刑，并重金悬赏捉拿那个盗尸不成居然偷去一颗人头的人。一边又在绞架下布下暗哨，定要侦破这件奇案。城里老百姓更是茶余饭后，街头巷尾，处处都谈论这件怪事。你说是犯人家属盗尸吧，不像，他怎么忍心砍下头呢？你说是盗贼吧，可那人头怎能卖钱呢？

几天之后，这事渐渐再无人议论。这天晚上有个士兵挂着刀，袖着手在离绞架不远的地方放哨，说是准备抓人，倒像随时怕被鬼抓去一样，吓得缩成一团。过好大一会才敢抬起头来瞅一眼绞架上的死人。就这样不知过了几个时辰，当他再一次战战兢兢地回头一望时，原来分明吊着两具尸体，怎么突然有一具不翼而飞，再一转身，看见城墙根下像有一人影。他急忙握紧刀柄，给自己壮壮胆，紧走两步跟了上去，但是又不能十分靠近，就这样若即若离跟着那个影子，绕过一棵大树，顺着小路跟进一所院子，只见前面的人下到一个地道去了。这兵想进去，又不知里面的底细，犹豫了一会儿终于有了一个主意，我就守在这里，到天亮你就是鬼我也不怕了。他这样守了一个时辰，渐觉肚饿体冷，又禁不住心里好奇，便想下去看看，弄清情况回去报告也好领赏。

这是一个不大的地道，迈下了三九二十七级台阶，再走九九八十一步，右边就是一个密室，门关着，缝里泄出一线灯光，这士兵蹑手蹑脚摸到门前，先侧耳静听，半天没有一丝响声，静得像城外的绞架下一般，一种阴森森的感觉又爬过他的脊梁，随即全身就是一层鸡皮疙瘩，他用手按按胸膛，那心跳得咚咚的，倒像已跌到了手心里，他颤抖着双腿又挪了两步，将眼睛对准门缝，往里一看，不看犹可，一看舌头伸出却再也缩不回去。只见刚才跟踪的那个人坐在死人堆里，背靠着墙，眯着眼，右手捏着一把刀，左手搂着一根刚砍下的大腿，血肉淋淋，桌上摆的不是人头就是手臂。

各位读者，你道这是谁，他就是维萨留斯（注：现译为维萨里）。这时他还只是一个十八岁的学生，但他对学校里传授的人体知识很是怀疑。那时的医学院全是学盖伦的旧书，而这个盖伦一生只是解剖猪、羊、狗，从未解剖过人体，既然没有解剖过，那书又有何证据？维萨留斯年轻气盛，决心冒险解剖来看个究竟。但是教义上说，人是上帝最完善的设计，不必提问，更不许随便去肢解。法律规定盗尸处以死刑，这种既犯教规又违法的事必得极端保密才行，因此他就在自己的地窖里设了这间密室，偷得死人，解剖研究。不想今天不慎，事情败露。他听见响声，推门出来，忙将那个已吓昏的士兵扶起，灌了几口水。那士兵慢慢睁开双眼，不知这里是阳间还是地府，好半天舌头根子才会转动。维萨留斯拿出些钱来打发他快走，这兵一是得了钱，二是看着这个地方着实可怕，答应不向外说便走了。维萨留斯知道这个地方待不下去了，便赶忙收拾行装到巴黎去了。

（摘自：梁衡.科学发现演义［M］.济南：山东科学技术出版社，1989.）

梁衡先生的想象力真的很强。故事不一定与维萨里的那段经历完全一致，但从一个侧面可以看出维萨里为了人体解剖学研究付出的艰辛、遭遇的风险。

到了 17 世纪，哈维发现了血液循环，出版了《心血运动论》，标志着解剖学和生理学进入了一个新时代。其后意大利的马尔皮基用显微镜观察到毛细血管，证明了动脉与静脉间有毛细血管相连，从而完善了血液循环理论。后来伦琴发现了 X 射线，为影像解剖学奠定了基础。

细胞学和组织学

大体解剖学因为显微镜的诞生而进入解剖学微观世界。1665 年英国物理学家罗伯特·胡克发现细胞。德国学者施莱登和施万创立细胞学说，分别提出了"所有的植物和动物都是由细胞组成的"观点。1855 年，德国病理学家魏尔肖提出"一切细胞来自细胞"的著名论断。英文 tissue（组织）一词来自法文的 tissu，其原意为编织物。法国解剖学家比沙首先将 tissue 用于生物学研究。显微解剖学家迈耶（Mayer）创建 histology（组织学）一词。瑞士组织学家柯立克（Kolliker）将高等动物的组织分类为上皮组织、结缔组织、肌组织和神经组织。

随着科技的进步，电镜能看到亚细胞结构。CT、MRI 等技术使解剖学可以研究人体断面或器官的内部结构，从而产生了影像解剖学、数字解剖学等新兴解剖学科。

解剖学公开课

在 16 世纪的英国，解剖学已经成为基础医学课程，皇家医师团每年也要为临床医师举办 4 次解剖公开课。之所以叫公开课，是因为解剖的对象是死刑罪犯，不会涉及隐私。举办公开课时医师团将邀请伦敦外科医师观摩，受邀者必须参

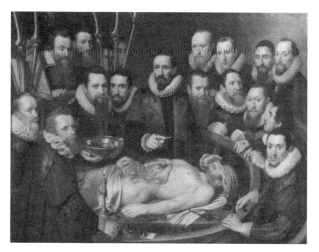

英国解剖学公开课

加，否则将给予罚款。

　　从荷兰著名画家伦勃朗的作品《杜普教授的解剖学课》可以看出，17世纪后的欧洲解剖学公开课已经普及。那是1632年，26岁的伦勃朗还默默无闻，他受荷兰阿姆斯特丹外科医师学会的委托，为他们的成员画一张团体肖像。独占了画面右半边的是荷兰著名的外科医生杜普，大冬天，他正解剖一具成年男性尸体，周围7名医生表情各异，有的专注地看着他的演示，有的拿着教材默默思索，还有人露出恍然大悟的神情。在杜普那个年代，基于人体解剖学对现代医学的重要性，各主要医学院和私人解剖学校都相继开设了解剖学公开课，从而对欧洲医学的发展做出了巨大贡献。从穿着上看，当时的部分医生已经走出"理发外科师"的怪圈，成为

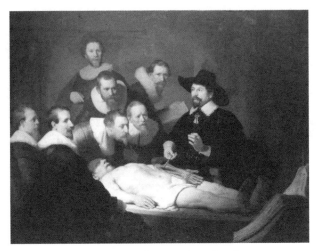

肖像画《杜普教授的解剖学课》

受人尊敬的上层人物。

在 15~18 世纪，欧洲解剖学研究成果的认可方法很有意思。当时只有文字和绘图记录，但只要你能找到一位地位重要的目击证人就解决问题了。例如在你的论文后注明"在我解剖冠状动脉时，维萨里教授在场，亲眼看到了我解剖的这条动脉的位置和走行"。这就可以了，目击证人的名气越大，你的论文可信度就越高，越容易过关。

数字人技术

数字人技术已在各个领域广泛应用，但更多的是应用于医学。仿真数字人的构建，首先需要用活体或尸体为模型。可以利用 CT 或 MRI 等影像仪器，将活体摄制成间隔为 0.1~0.2mm 的断层；也可以将尸体冷冻后切割成不同厚薄的断层。然后将断层图像转化为数字，通过数字技术，重建为 3D 图像。想成为一名技艺高超的外科医生，过去是通过"师傅带徒弟"的方法，在临床实践中提高操作技术；如今可先在电脑上操纵"数字人"模型培训，之后再进入临床实践。

在结构特别复杂的颅脑或特别重要的心、肺、肝等部位进行手术时，可先给"数字人"赋予临床患者的影像资料，外科医生在数字场景中研究最佳的手术方案和手术途径，然后反复仿真手术操作；或者 3D 打印出仿真模型，在模型上练习操作。胸有成竹后，再给患者做手术，这会极大地提高手术质量，也会减少医患之间的医疗纠纷。但要说明，这只能作为辅助手段，任何时候外科医生都不能离开实地解剖观察！

第二代有物理性能的数字人已初具雏形，切开的皮肤具有弹性，血管切断会出血；超声刀头能感受到组织的质地、肿瘤的范围；也能反映骨骼受力后的骨折原理、肌肉拉伸后的损伤机制。第三代有生理功能的数字人，有望通过计算机数字建模的途径，将物理和生理参数附加到数字人上，就会有类似活人的性能。数字人技术前途光明，任重道远。

再回到本章的主题，如果非要说谁是解剖学的祖师爷，似乎也不太公平，可能会陷入以偏概全的局限之中。不可否认，解剖学的历史源远流长，几千年来，在解剖学发展的崎岖道路上，无数解剖学者和医生为人体解剖学的发展做出了贡献，为维萨里的解剖事业发展打下了坚实的基础，才成就了今天解剖学的辉煌。维萨里最重要的贡献是让解剖学基于实地观察，这才催生了现代解剖学，从这一核心问题上讲，维萨里被称为"现代解剖学祖师爷"实至名归，受之无愧。

正因为有了维萨里的现代解剖学和哈维的血液循环理论这两块医学基石，几百年来，我们对疾病的认识、治疗才呈现出质的飞跃。

在维萨里的《人体的构造》中有一幅插图，一具骨骼正倚靠在石座旁托腮沉思，似乎在构想解剖学的发展前景。石座的铭文写道：众生泯没，天才永生。这正是现代解剖学祖师爷维萨里的真实写照！

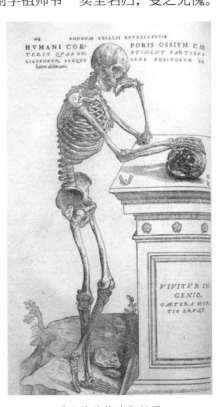

《人体的构造》插图

伦琴与 X 线解剖学

在不切开人体组织的情况下，能够看见人体内部的结构，这是影像学给予人类社会的巨大贡献。医学成像技术促进了医学的进步，首先做出贡献的是 X 射线（简称 X 线），由此 X 线解剖学应运而生。

X 射线的发现

1895 年 11 月 8 日，星期五下午，德国维尔茨堡大学的物理学家威廉·康拉德·伦琴（Wilhelm Conrad Röntgen，1845—1923）像往常一样，正在实验室使用流行的高压真空玻璃管做实验，使用电流产生"阴极射线"，即电子的粒子束。伦琴发现，尽管他用硬纸板遮蔽了射线管，但射线管仍能使附近的屏幕发光。伦琴大为震惊，莫非是一种未发现过的新射线？伦琴深入研究这一现象，他发现射线能穿过密度较小的材料，但不能穿过密度大的材料。当伦琴在射线路径上举着物品，查看它们是否能投射阴影时，竟看到了自己的手骨的影像，他浑身涌现一阵暖流，今年整整 50 岁了，在这间黑屋子里春夏秋冬，日日夜夜地工作，苦苦探寻自然的奥秘，可是总窥不见一丝亮光，难道这一荧光是命运之神降临的标志吗？他用一张纸，挡着射线，荧光屏照样出现亮光；换成一本书，荧光屏虽不像刚才那样亮，但照样有光；换成一张薄铝片，效果和一本书一样；再换成一张铅板，光不见了，一拿开铅板，又重新发亮。哎呀，铅能阻断射线！由于这种射线肉眼看不见，性质不明，是个未知数，无法解释它的原理和性质，伦琴就借用了数学中代表未知数的"X"作为代号，将其命名为 X 射线。

为了研究射线，伦琴把床搬进了实验室，埋头在 X 射线研究中。圣诞节前夕，夫人别鲁塔来到实验室，把她的手放到照相底板上用 X 射线照了一张照片，照片显露出骨骼。这是人类的第一张人体 X 射线照片，伦琴亲自在照相底板上用钢笔写上 1895.12.22。别鲁塔看到照片惊叹不已，问："这个圆环是什么？"伦琴说："那是我们的结婚戒指呀！"这时他们俩完全沉醉在激动和幸福之中。1895 年 12 月 28 日，伦

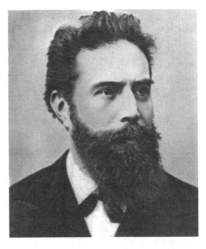

伦琴　*W.C. Röntgen*

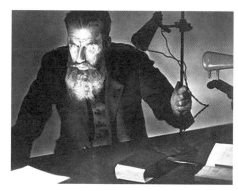

工作中的伦琴

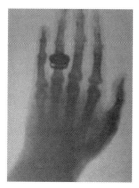

伦琴夫人手部 X 线照片

琴将题目为《关于一种新的射线》的论文送交维尔茨堡物理学会和医学协会会长手里，他以严谨的文笔，将研究结果写成 16 个专题。

次年 1 月 5 日，《维也纳日报》星期版的头版头条对该论文做了详细报道。这一伟大的发现为大众知晓。1 月 13 日下午 5 时，伦琴应邀在德皇威廉二世和皇后御前做讲演，德皇与他共进晚餐并授予二级宝冠勋章和勋位，并批准在波茨坦桥旁为他建立塑像的荣誉。1 月 23 日在伦琴做公开演讲后，他的好友，解剖学教授柯立卡，建议以"伦琴射线"命名此新射线作为纪念，大学生也于当晚举行了火炬游行以示庆祝。但伦琴说："假如没有前人的卓越研究，我发现 X 射线是很难的。"伦琴谢绝了德皇授予的贵族称号和"伦琴射线"命名的建议。

1901 年，他成为第一位诺贝尔物理学奖获得者，他立即将该项奖金转赠给维尔茨堡大学物理研究所，作为添置设备之用。据不完全统计，他生前和身后所获得的各种荣誉不下 150 项，因此对伦琴的成就做出估价是非常困难的。

1540~1895 年间对射线进行研究的著名科学家有 25 位，其中大腕级的有波尔、牛顿、富兰克林、安培、欧姆、法拉第、赫兹、克鲁克斯、雷纳德等，伦琴在他们的基础上通过自己的努力终于取得了成功。伦琴不申请专利，不谋求赞助，使 X 射线的应用得到迅速发展和普及。1923 年 2 月 10 日，伦琴在德国慕尼黑逝世。

X 射线透视的原理

X 射线之所以能使人体组织在荧屏上或胶片上形成影像，一方面是基于 X 射线的穿透性、荧光效应和感光效应；另一方面是基于人体组织之间有密度和厚度的差别。当 X 射线透过人体不同结构时，被吸收的程度不同，所以到达荧屏或胶片上的 X 射线量即有差异，利用差别吸收这种性质可以把密度不同的骨骼与肌肉、脂肪等软组织区分开来。这样，在荧屏或 X 射线片上就能获得具有黑白对比不同的影像。它可以让医生不需要把病人的皮肤切开，就能无损伤地获得内在的病变信息，这是对医学的巨大贡献。

之后人们才知道，X 射线实际上是一种波长极短、能量很大的电磁波。医学上应用的 X 射线波长在 0.001~0.1nm。X 射线穿透物质的能力与射线光子的能量有关，波长越短，光子的能量越大，穿透力越强。X 射线的穿透力也与物质密度有关，密度大的物质（如骨）对 X 射线的吸收多，透过的就少；密度小的物质（如肌肉等软组织）对 X 射线的吸收少，透过的就多。

X 射线得到广泛使用的最初几年，这种辐射对人体的破坏性才变得明显起来。据说，早期接触 X 射线诊断的优秀科学家和医生，由于无防护地接触过量 X 射线而患上放射病或癌症，几乎全军覆没。随着设备改进和防护技术的规范，射线对工作人员的危害逐渐减少。现在人们可以在胶片上看到记录的影像，也可以在荧屏上观察移动的影像。

如果没有 X 射线，人们根本无法想象现代的放射诊断和放射疗法。毫无疑问，X 射线是各种手术至关重要的诊断手段。X 射线的应用，让医生对疾病的认识一下子从"原始社会"进入"现代社会"。在此基础上，1972 年之后，科学家们又先后发明了 CT、MRI 以及超声等影像设备和技术，使其在医学诊断和治疗中的应用范围进一步扩大。

断层影像解剖学

1972 年以后，由于超声成像、CT、MRI 等断层影像技术的相继应用，催生了人体断层影像解剖学。单纯断层解剖作为一种研究方法早在 16 世纪初就被用于人体解剖的研究。现代断层影像解剖学以密切结合断层影像诊断和介入放射治疗为其主要特征。与系统解剖学和局部解剖学相比，断层影像解剖学的特点是：①能在保持机体结构于原位的状态下，准确地显示其断面形态变化及位置关系；②可通过追踪连续断层或借助计算机进行结构的三维重建和定量分析；③密切结合影像诊断学和介入放射学，利用这些影像技术对人体结构进行观察，为影像技术对疾病的诊断、治疗提供了形态学基础。

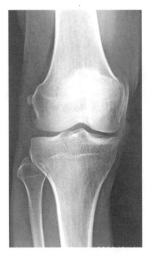
膝关节 X 线片（前面观）

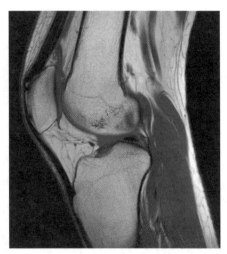
膝关节 MRI（侧面观）

不懂外科的理发师不是好医生

在消毒、麻醉、止血和抗生素问世之前，欧洲大多数国家的手术曾是一门行走在死亡边缘的"理发手艺"。当时人们把这个职业称为"理发手术师（barber-surgeon）"（也称理发师兼外科医生）。

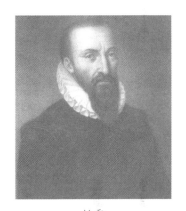

帕雷

世界上最优秀的理发手术师莫过于安布列斯·帕雷（Ambroise Paré，1509—1590），他是理发师，更是解剖学家和现代创伤外科学的奠基人。

理发师与手术师

中世纪的欧洲有一件很奇葩的事，就是理发匠兼职放血疗法。放血治百病。现在大街小巷的理发店门旁都竖着红、白、蓝相间缠绕的三色转筒，在转筒下面垫一个盘子。其原始寓意是表示理发匠在此经营放血疗法，柱子供患者来就诊时扶住，以防摔倒；红色代表动脉，蓝色代表静脉，白色代表纱布；盘子用来放血时接血。据说这个转筒招牌最原始的样子是理发匠把几条沾血的纱布条缠在竹竿上，把竹竿插在门口砖缝里，久而久之，这种在风中飘动的纱布条成了理发匠招揽放血生意的广告。后来，主管部门为了规范放血疗法的标志，要求他们不再摆放真的竹竿和纱布条，而改用木桩上涂红色、蓝色和白色油漆来代表动脉、静脉和纱布。最重要的原因是，1540 年，由于理发手术师的队伍日益强大，英国政府批准成立理发手术师联合会，门口安装上三色转筒代表这家理发店得到了政府的认证，这意味着该理发手术师具有剪头发和放血的双重资质。

今天理发师的追求发生了巨大变化，当初的手艺活逐渐向时尚艺术靠拢，但门前的三色转筒仍在转动，成为世界各地理发店的象征。他们手中剪刀的全部职能已经变成帮顾客剪掉多余发丝，赋予头发外形"新生"。从这一点来讲，现在的理发师是头发的最好"医生"。

红、白、蓝三色转筒来历的另一种说法与法国国旗有关。1789 年，法国爆发资产阶级大革命。当时巴黎的革命者深入基层活动，许多理发店成为活动的秘密据点。法国革命胜利后，为了表彰理发工人对大革命的支持和贡献，就在理发店的门前竖起一根象征法国国旗的红白蓝三色柱，使之不停地旋转，预示生意兴隆，一直沿用至今。但是这种说法不太靠谱。

　　医学源于人类救助同伴的本能。从远古时期开始，人们生病就会去寻求"医生"的帮助。"医生"认为"健康与否取决于正邪神明较量的结果"。所以他们要采用各种手段来驱逐恶灵，例如念咒、放血、钻颅和剪发等。在这些方法中，剪发与放血同样重要，都是医治患者的身体，这样剪发和治病的差事自然而然地由理发师承担下来。

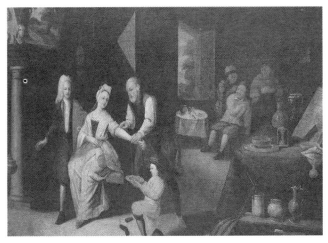

放血疗法

　　公元前 1 世纪到 18 世纪的近两千年间，欧洲的理发师队伍异常强大，成为一种奇特且有权威的行当。除了我们现在熟知的剪头发、刮胡子，他们还是手术师，提供的放血、水蛭吸血、拔牙、皮肤瘤切除等治疗是日常最基本的差事。烙铁烧灼开放性伤口、截肢也是他们的拿手本事。盖伦认为血液如在四肢淤积，会造成疾病，将其放出，可平衡体液，治

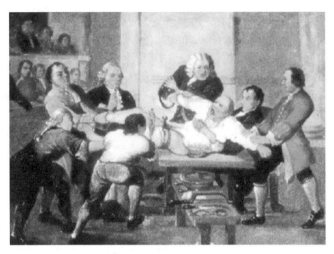

截肢

病健身。在此学说基础上，他大力提倡放血疗法，病情越重，放血越多；并且根据病人的年龄、体质、季节、天气、地域、发病器官，建立了一套完整的放血疗法体系。每逢春、秋两季，富人都要在高档理发店预约排队接受放血，以增强体质，适应即将来临的季节气候变化。有的理发手术师不但技术精湛，而且服务热情周到，完成手术后，还免费赠送抓虱子、跳蚤之类的服务，深受顾客的好评。

用于放血的剃头刀因形似柳树叶，故称"柳叶刀"，英文 lancet，理发手术师的柳叶刀很锋利，能轻而易举地割破皮肤与静脉，而病人并不感觉明显疼痛。托马斯·瓦克利（Thomas Wakley）灵机一动，在 1823 年创立了 the lancet（《柳叶刀》杂志），其中讲道："柳叶刀犹如拱形窗口，让

光亮透入，抑或是锋利的手术刀，以切除陈杂，我意谓 the
lancet 赋有上述双重含义。"《柳叶刀》杂志是目前世界医学
界最权威的学术刊物之一。

放血疗法是理发手术师的主要经济来源，通常在浴室中
进行，患者先用温水沐浴，使血液流动加快，这样更容易排
出那些"有毒血液"。理发手术师用剃头刀割破静脉，让血
液流进盘（碗）里，1~3L，直到患者昏迷为止。

17 世纪，理发手术师操弄的放血疗法传到中国台湾，曾
风靡一时。那时还是荷兰殖民统治，郑成功收复台湾后该疗
法就销声匿迹了。

想想放血疗法的后果真是不寒而栗，这种疗法如此荒唐，
一些患者在放血后死亡也就不足为奇了。放血疗法在美国也
很盛行。据说乔治·华盛顿（George Washington，1732—
1799）1799 年 12 月在总统宝座上刚刚退下，在一个雨雪交
加的日子里兴致勃勃地巡视自己位于弗吉尼亚州的庄园。在
恶劣的天气里骑马一天，雨雪湿透了衣服，但他也没有放在
心上。由于回到家的时间比预计得稍晚，晚宴早已备好，所
以还没换下湿透的衣服就坐下用餐。当晚他感到喉咙痛，很
快吞咽困难，呼吸费力。次日清晨体温升高，喉咙疼痛加
剧。几名医生很快赶来，经过一轮会诊，尝试用糖、醋和
黄油配制成药水涂抹皮肤让其发疱，又进行了催吐仍无
效后，他们便让管家在华盛顿的胳膊上切开一条静脉，放
血 1L 多。可病情却继续恶化，私人医生克雷格和布朗相继赶

来，诊断结果是扁桃体周围脓肿，又采用了一些其他治疗措施。当所有的治疗措施用尽，病情仍然没有明显好转，迪克医生受邀前来会诊，再次选择了放血疗法，20小时内华盛顿的血被放走了一大半，情况不但没见好转，且急剧恶化。华盛顿对着好心却无情地耗尽了自己元气的医生们喃喃低语："我死的真痛苦啊！"说罢慢慢闭上眼睛，咽下了最后一口气，血尽人亡。没有病历记载华盛顿当时到底得的是什么病，从整个发病过程看，很可能就是伤风感冒而已，说不准喝点姜汤，发发汗，好好休息几天就会痊愈。但不管怎么说，这是微不足道的小毛病和十分荒唐的放血疗法联手断送了华盛顿的性命。可笑的是，华盛顿刚一过世，又一位"神医"匆匆赶来，建议给华盛顿输羊羔血，能够起死回生（在17世纪开始尝试用羊羔血"输血治病"，但凶多吉少，其原因现在都很清楚），但华盛顿的家属婉言谢绝，还是让他安息好了。

再回到英国。为了培训高水平的理发手术师，富豪伦穆里（1533—1609）出资办了一个"伦穆里论坛"。伦穆里虽然不是医生，但他对伦敦的医疗水平相当了解，理发手术师水平参差不齐，都没受过正规培训，缺少解剖学和手术专业课教育。因此，伦穆里就高薪聘请医学名家专门讲授解剖和外科。37岁的哈维受聘在伦穆里论坛任教，一干就是40年，直到78岁才请辞这份兼职。由于伦穆里论坛使许多理发手术师从中受益，所以伦敦地区的医疗水平得到了提高。

理发手术师这一古怪行当的出现也与当时的宗教环境

有很大关系。中世纪的欧洲，人们往往向神职人员寻求医疗帮助。但按照教廷的规定，神职人员不能见血，否则就是对神圣躯体的亵渎，且做手术有失身份。医师们也有一种普遍的想法，就是手上沾上鲜血有损自己的尊严。而理发师的身份卑微，又因为他们给人们刮脸时常常出血，见怪不怪，会随身携带纱布止血，于是理发匠逐渐成为人们治病的主要求助对象。

再到法国看看。1361 年法国巴黎理发师协会颁布章程，并于 1383 年重申：皇帝御用理发师掌管巴黎所有理发师的业务，且是国内所有理发手术师的首脑。从这则规章中可以看出，当时被理发师一统天下的外科地位难以撼动。

英国于 1462 年由国王认可，成立了理发师公会，授予公会成员在伦敦拥有理发和外科手术的垄断权。然而，在国王认可的公会之外有十几名医师，他们无视所谓的垄断权，凭借自身的技术优势开展更先进的手术。虽然这个组织规模很小，却给自己起了个很夸张的名字：手术师联合会。当这个联合会的托马斯·维卡里治好了国王亨利八世的腿疼病后，国王在 1540 年把手术师联合会与理发师公会合并到一起。

中世纪之前，意大利东哥特王国国王曾发布一条严苛法律：外科医生手术必须成功，如果失败，甚至导致患者死亡，医生将交由患者的家属处置。那样的话家属绝不会放过医生。在这样的时代背景下，医生从不会主动为患者做手术。因此这份美差顺理成章地落到了理发手术师的手里。他们几乎垄断了所有外科手术，甚至对死刑犯活剥皮的酷刑也由这些"手艺人"代劳。由于外科医生的功能被理发师取代，因此社会地位低微。据说，巴比伦帝国汉谟拉比国王颁布的法典中有关医生的条款规定，如果医生做手术致患者死亡或失明，医生的双手要被砍掉。想一想，任何医生都会不寒而栗。

而想要成为一名合格的理发手术师，必须通过培训考试，协会才会授予会员动刀的资格证书。《中世纪理发师》这幅画看起来夸张、幽默又可笑。女理发师右手拿剪刀，左手拿利刃，生动地记载了当时理发师是理发、手术一肩挑。这些通过培训的理发手术师比江湖庸医的医术可能要好得多。

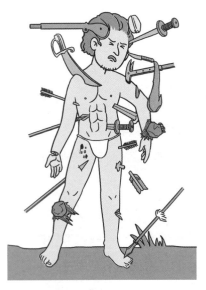
中世纪理发手术师培训教材

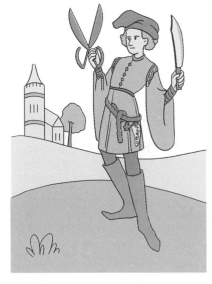
中世纪理发手术师一手拿剪，一手拿刀

到了 19 世纪中叶,随着现代医学的兴起,放血疗法的安全性和有效性越来越受到医学界的质疑,从而逐步走向没落。

在中世纪,有的理发手术师勾结教士,说傻瓜是因为脑门里长石头造成的,拿出来就会变聪明。荷兰画家博斯的画作《傻瓜的治疗》(The Cure of Folly),描述了这种荒唐的闹剧:取出傻瓜之石。由头戴"智慧漏斗帽"的理发手术师操着手术刀,装模作样地切开一贵族装束的傻瓜的头皮,把事先预藏的小石头悄悄塞进切口内,然后取出来,告诉患者,你看看,"傻瓜石头"已经取出来了。然后将石头丢入河中,预祝患者越来越聪明。教士手执酒壶,修女头顶圣书,庆祝

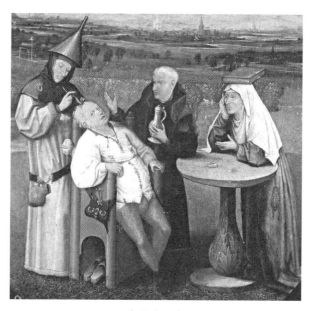

傻瓜的治疗

"手术"成功。患者眼神睥睨众生,仿佛一下子自觉"聪明"了。据考证,有的手术根本没切开头皮,用事先准备好的动物血抹到额头上伪造现场,就算把"傻瓜石头"取出来了。这些忽悠富有傻瓜的把戏,因为有当时特权阶层教士、修女的"站台",变得合理、合法。这真算得上医学史上最高明的"外科治疗"骗术。

《聊斋志异·小翠》中,也有一个关于"治愚"的故事。狐女小翠为了报恩,嫁给了王太常的傻儿子。狐女的治愚做法是把傻老公上笼蒸,蒸得半死不活,终于"自此痴癫皆不复作"。方法独特,效果不错。当然,这是神话,不必较真。

在没有麻醉药的情况下,为确保手术顺利进行,理发手术师们的手术原则变得非常简单,就是一个"快"字。患者全靠忍,医生就靠快。据说被称为"伦敦第一快刀医生"的李斯顿做过最快的截肢手术只需28秒。李斯顿有一个极为出名的手术案例常被人们当作饭后笑料:他以惊人的速度,用斧头砍去患者坏死的腿,不小心顺带砍断了助手的手指,还吓坏了一名旁观者。事后患者和助手因伤口感染引发败血症双双不治身亡,吓坏的旁观者也驾鹤西去。李斯顿医生(理发手术师)做的一个死亡率300%的截肢手术成为医学史上的"奇闻"。当然,这可能是茶余饭后的笑话,不要信以为真!

随着外科医师队伍的壮大,1745年,外科医师与理发师分道扬镳。英国国王敕令成立皇家外科医学会，而理发师则成立了理发师联合会。现在的理发师早已远离手术行业，但是世界各地的理发店门前的招牌仿佛还在诉说着那些荒唐的故事。

现代创伤外科的奠基人：帕雷

帕雷出身贫寒，没读过什么书，非医学科班出身。15 岁时跟随当理发师的哥哥学习理发，也学会了一些放血、脓肿切开、创面烧灼术等外科手艺。为了更好地学习深造，他远赴巴黎医学院附属医院学习解剖学和外科学课程。在那里，他跟着外科医生做学徒，并担任助手，既能练习技能，学到很多医学知识，又有机会解剖尸体。1536 年，帕雷取得理发手术师资格后被招募参军，成为一名军医，为伤兵服务。

在哀鸿遍野的战场上，帕雷首次目睹了战争的残酷、野蛮与恐怖。在 16 世纪，枪伤被认为是有毒的，常规的处理方法是用滚油冲洗伤口以消毒，用烧红的烙铁烧灼伤口以止血。在没有抗生素的年代，滚油和烧灼能减少感染的风险，增加生存的机会，但伤兵们因剧烈疼痛而死亡的比比皆是。士兵们痛苦的哀号震惊了帕雷，他凭借敏锐观察的天赋，开始思索一种人道的伤口处理方法，以减少伤员的痛苦。1537 年，在图灵的一次战役中，他用鸡蛋黄、玫瑰油和松节油混合成的油膏代替沸油，结果意外地发现伤口不但没有恶化，保住了性命，而且愈合得更好。在一次伤员的下肢截肢术中，他采用自己设计的钳子夹着动脉，用缝线结扎，效果很好。这把钳子就是医学史上著名的鸦喙钳。帕雷是创伤治疗术告别不人道的烙铁止血、沸油清洗伤口历史的第一人。其后，帕雷还用他的解剖学知识，为不同的截肢术找到了结扎血管的最佳部位，还设计出数款假肢、人造眼球及假牙。

英雄不问出处，富贵当思缘由。帕雷因其卓越贡献和高尚医德而成为国会议员，被聘为法国四位君主的御医，1563年升为皇家首席外科医师和侍从官。如何评价帕雷在创伤外科史上的地位，那就是他改变了外科的角色和外科医师的社会地位，成为现代创伤外科的奠基人。也因为帕雷，使得法国统治了世界创伤外科数百年。

帕雷为人处事也很周到。据说，他服侍的一位国王对他说："我希望你照顾国王比照顾那些穷人更尽心尽力。"帕雷却说："不，陛下，我不能那样做。"国王不解地问："为什么？"帕雷说："我一直像对待国王那样对待穷苦的患者。"

这印证了一句名言：不懂外科的理发师不是好医生！

帕雷的奇谈怪论也不少，如他把出生缺陷归咎于"上帝之怒""腐败的种子""妇女怀孕时不雅的姿势"等等。尽管如此，基于他对外科的巨大贡献和高尚的人格，人们还是原谅了他。

不可思议的古代手术

今天的人们，不论什么原因导致身体受到伤害，都能享受到现代医疗技术的服务。借助解剖、麻醉、消毒、止血和影像技术，以计算机技术、机械技术和材料技术做后盾，使用电动气钻轻而易举地打开颅骨，进入颅内；现代显微外科技术使创伤修复如初；腔镜技术无孔不入，悄无声息，手到病除。

观今宜鉴古，无古不成今。回顾历史，祖先们在医学科技洪荒时代是如何将石器用于原始手术的呢？已知古希腊和古罗马的文明创造出专门的外科刀具，成为古代手术器械的代表。要证明这一切并不需要有文字记载，从考古出土的文物即可略知祖先们在这一领域的活动，感叹他们的智慧和勇气，让今天的人们肃然起敬。有文字记载的人类历史中，欧洲中世纪由理发手术师充当外科医生，在实践中不断地对刀具和术式进行改良，逐步改变了手术的发展方向和进程。

古代开颅术

从考古发现中知道，公元前 8000 年到公元前 3000 年，在亚洲、欧洲等地，"颅脑外科医生"已经能够开展颅脑手术，这应该是当时难度最大、最危险的手术了。

1995 年，山东省广饶县傅家大汶口文化遗址出土了一批公元前 3500 年的颅骨，其中一个颅骨右侧顶部有一直径为 31mm×25mm 的圆形颅骨缺口。经考古专家和颅脑外科专家鉴定，该圆形缺口系颅脑外科开颅手术所

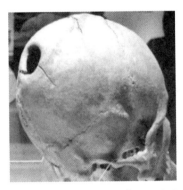

中国出土的颅骨（公元前 3500 年）

致。此缺口的边缘呈光滑均匀的圆弧状，估计手术后至少存活了 1 个月以上。通过 CT 三维成像，可以清楚地看到缺口处颅骨内板和外板已经很好地融合在一起，这说明长出了新骨。中国科学院吴新智院士说，该墓主在手术后依然存活了很长一段时间……这一史前外科手术是成功的。这可能是中国目前所见最早的开颅手术成功的病例。几千年前的"颅脑外科医生"做开颅手术，毕竟是在一个没有金属工具、没有麻醉、没有止血器具，也没有抗生素的时代，挖开一个人的脑袋并让他活下来是一件多么不可思议的事。其实，静下心

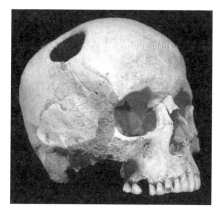

法国出土的颅骨（公元前 5000 年）

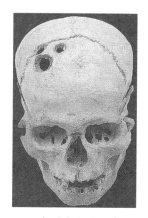

以色列出土的颅骨
（公元前 3000 年）

来想一想，患者能否活下来与"颅脑外科医生"（应该是巫医）的技艺无关，完全是靠自己的运气！

据考证，在埃及出土的患者头骨上钻孔（颅骨环锯术或环钻术，trephination）用的是一种"燧石钻和燧石刀"。"颅脑外科医生"用燧石刀切开头皮，用刀尖在颅骨上画出所需大小的圆圈，然后慢慢切割打磨，取出切割下来的骨块。颅骨的硬度很大，一般石头是无能为力的。即使他们用硬度最高、边缘锋利的燧石来打磨坚硬的颅骨，也至少需要几个小时，其难度可见一斑。如果打磨 3~5 个孔，

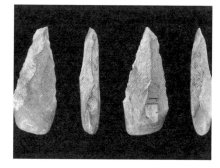

燧石手术刀

那需要多长时间才能完成？主刀有什么能耐？患者处于什么状态？在广饶县傅家大汶口文化遗址出土的陪葬品中还有带针鼻的骨针和线，这说明钻孔后还要用骨

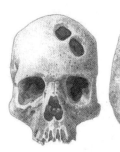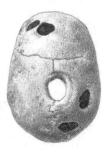

埃及出土的颅骨（公元前 6500 年）

针缝合头皮，可见手术设计比较完善。从出土的这几个颅骨钻孔边缘上看，都有数毫米新生骨质长出，说明术后至少生存了 1 个月以上。但用今天的眼光看，能够幸存下来活过 1 个月的肯定寥寥无几，绝大多数会因出血在术中或术后即刻死亡，或术后因感染而死亡。

不清楚缝合头皮伤口的缝线是什么材料的。在外科发展的漫长岁月中，曾经用马尾巴毛、羊肠线、丝线等缝合伤口。现在除了常规用化工合成缝线、可吸收缝线（羊肠线）、丝缝线、免打结缝线缝合伤口，伤口无痛黏合技术也已广泛应用，以避免在面部、颈部等暴露部位留下针孔瘢痕。

祖先们给颅骨打洞的部位属于颅盖骨，主要是额骨、顶骨和枕骨。颅盖骨属于扁骨，由内板、外板和中间的板障组成，厚 4~8mm。从组织学上讲，内、外板是密质骨，致密坚韧，抗打击能力强；板障为松质骨，质地疏松，有丰富的板障静脉穿行，且与颅内外静脉沟通。手术中不可避免地要损伤这些静脉，而且静脉壁薄，紧密贴附于骨壁，难

以结扎止血，不知古代的
外科医生们是用什么办法
来止血的。

颅脑外科医生敢这么
做，想必会有一些局部解
剖知识，要不怎么知道在
哪里钻孔，孔钻多深不损
伤大脑？但最大的疑团是，

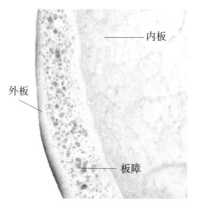

颅盖骨的结构

这种手术疼痛难忍，总不能不麻醉，让几个彪形助手把患者
的头按在"手术台上"做手术吧！况且这么大的手术需要几
个小时，患者肯定会因疼痛死在手术台上。如果麻醉，用什
么方法，什么药物？或是咒语、催眠？也有人认为是把患者
绑在手术台上敲晕或灌醉，这未免太残忍了吧，但在那个野
蛮的时代也有这种可能。如何止血？头皮血供丰富，切开后
会大量出血，这可能不是大问题，用按压方法就可以止血，
但钻开颅骨时如损伤板障静脉，则很难止血。钻孔稍深，就
会损伤脑组织，又如何恰到好处呢？

另一个不解的问题是，手术方案设计时为什么要钻2~3
个甚至4~5个孔，要解决什么问题？即使在医疗技术和设备
高度发达的今天，开颅也不是个小手术，需要精心准备器械、
消毒、麻醉、止血事宜，也并不是随便哪个医院都能顺利做
下来的。

手术刀历经数千年岁月的淬炼，可以说是最古老也是

最实用的手术工具。就像很多医学专有名词都是来自拉丁语一样，手术刀或解剖刀（scalpel）同样来自拉丁语单词scallpellus。最早的手术刀是什么样？这个问题可能见仁见智。贝壳，刀刃形的树叶、竹叶，甚至是指甲，在人类早期都用来做过简单的手术。如用指甲做新生儿包皮环切，树枝用来文身，用鲨鱼的牙做静脉放血术等，这些都是有文字记载以来最早的"手术刀"在人体上实施的手术。

河北省石家庄藁城台西遗址出土的"砭镰"，经专家考证认为是我国最早的石质手术刀，外缘弯曲钝圆，内缘锐利，长 20cm，最宽处 5.4cm，距今已有 4000 多年历史。《山海经》中有关砭镰的记载："高氏之山，其上多玉，有石可以为砭针，堪以破痈肿者也。"这表明了砭石是古代用来治病的一种工具，包括石针、石镰。

考古学家曾经在欧洲的一个洞穴中发现了石器时期（公元前 8000 年）用来做手术的燧石、黑曜石刀具。因为燧石、黑曜石能磨出锋利的边缘，故在石器时期最早被用来制作解剖刀具。打磨技术出现后，人们能对这些材料进一步加工，让刀刃更加适合不同目的的切割。在公元前4000 年的土耳其已经使用黑曜石制成的刀具实施复杂的手术了。其中一些保存完好的刀具非常锋利，甚至到现在还能切开皮肤。有意思的是，虽然现代科技迅猛发展，但在显微镜下观察新石器时期用的黑曜石刀刃比现在有的不锈钢刀刃还要锋利。

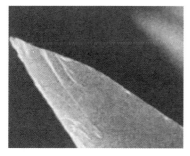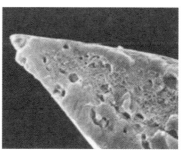

黑曜石刀 不锈钢刀

黑曜石刀与不锈钢刀比较（显微镜像）

燧石的主要成分是二氧化硅，黄褐色或灰黑色，断缘呈贝壳状，坚硬致密。敲击时能迸发火星，古代人也用来取火或做箭头。

今天，外科医生在手术中广泛应用电刀、超声刀、等离子刀及激光刀等，这些都是古代手术刀的传承。手术刀不仅促进了外科发展的历史进程，更承载着外科医生的天然使命。

骨折是常见的外伤，需要固定方能愈合，祖先们已知这个道理。墨西哥考古学家卡洛斯·维斯卡在考古中找到了古人尝试骨折固定手术的证据。至少在 1 万年前某一天的骨折手术中，他们切开皮肤，用涂有蜂蜜的松木固定骨折处，这从骨折愈合的痕迹中可以看得出来。

为什么出土了这么多相似的钻孔颅骨？这些相似的颅骨钻孔出现在不同年代、不同地域，他们肯定没有沟通交流，但又为什么如此相似？无法解释。他们只做颅脑手术吗？其实在古代肯定不乏其他部位的手术，只是颅骨坚硬，容易保留"证据"。其他器官，特别是肌肉等软组织，因环境不具备保存条件，也就无法考证手术痕迹。但也有例外。

在沙漠地区，由于长期干燥，埋葬的尸体会很快形成干尸，也就把一些手术证据保存了下来。2003年，在我国吐鲁番市古墓群1号墓考古发掘的距今1500年的一具女性干尸上，就找到了曾经手术的证据。在其下腹部有一十几厘米的切口，切口上还能看到缝线，电子显微镜下证实缝线材料是马尾巴毛。看其手术部位，考古学家推测是剖宫产手术。什么手术都不重要，重要的是手术切口整齐，缝线由多股捻成，针距均匀，看上去操作娴熟，这显然不是第一次手术。如果真的是剖宫产手术，这应该是我国最早的剖宫产手术雏形，是人类救助同伴善良行为的例证。2007年在吐鲁番市又一次考古中，出土了距今2200年的西汉时期人腿假肢。窥一斑而知全豹，西汉时期的吐鲁番一定是西北地区经济发达、文化繁荣、医学先进的大都市！

再补充一个证据，证明山东省广饶县傅家大汶口文化遗址发掘出土的颅骨打孔技术是我国原创的，也是成熟的。河南博物院珍藏的距今约9000年的"贾湖骨笛"，出土于河南省舞阳县贾湖遗址，是中国最早的乐器实物，也是世界上最早的吹奏乐器。

　　黄河远上白云间，

　　一片孤城万仞山，

羌笛何须怨杨柳，

春风不度玉门关。

对大多数唐朝之后的中国人而言，最早知道羌笛就是从王之涣这首《凉州词》开始的。现在我们吹奏的笛子的前身就是羌笛（骨笛），由我国羌人发明创造，后传入黄河中下游地区。精美的骨笛是用仙鹤的翅骨（尺骨）凿成的，可见新石器时代的打孔技术已经相当成熟。先民们在秋收时节，用骨笛吹奏动听的乐曲，欢庆丰收的喜悦。仙鹤翅骨的质地比人头骨还要坚硬，有了仙鹤翅骨的钻孔技术，颅骨钻孔也就不在话下了。

令人感到疑惑的是，开颅手术这种在今天看来也是风险系数很高的手术，古人为何在数千年前做这种手术？其原因众说纷纭，莫衷一是。现代人猜测古人施行这种危险手术的动机可能有以下几种。

1. 奴隶社会有的部落首领需要补脑，据说人脑最灵，故专找聪明的人，从头顶开一天窗，慢慢吸食他的脑髓，以此期望变得更加聪明、强大。多么残忍呀！也有的部落首领将获得的活人圆盘状头骨佩戴在胸前，以驱魔降妖或用于献祭。

2. 有的族群认为在脑袋上开洞可以获得特异功能，以"脑洞大开"，然后通过薄薄的头皮可以看到脑门的颤动，这样会提高自己与神灵沟通的能力，有助于健康长寿。

3. 巫医认为头骨上开个洞可以把骚扰患者的恶鬼赶出来。

也有颅骨开窗能治眼盲、白痴、头痛或癫痫的说法。

在中国，颅骨开洞之前已经有了大开颅的先例。《圣经》中说这个世界是公元前 4004 年 10 月 23 号早上 9：00 上帝在伊甸园创造的，所以人们就天真地认为世界历史距今只有 6000 多年。在 19 世纪，古人类学家发现了一些人类化石，推测人类历史也许有 3 万年。到了 20 世纪 20 年代，在北京周口店的那个山洞里，发现了北京猿人头盖骨化石，一下子就把人类历史推到了距今 70 万年前，甚至有人说北京郊区就是人类历史的源头！奇怪的是，这些化石只有眉弓以上部分，以下部位都消失了，为什么？有人推测，可能与食人族部落首领食用他族人的脑髓有关。由于使用石器的技术不像 5000 年前颅骨打孔那样熟练，因此只能把整个颅盖骨敲下来取脑了。

中医外科的传说

据传华佗能开颅。《三国演义》第七十八回中写道，华佗为曹操治头风。华佗说："大王头脑疼痛，因患风而起。病根在脑袋中，风涎不能出，枉服汤药，不可治疗。某有一法，先饮麻沸汤，然后用利斧砍开脑袋，取出风涎，方可除根。"但曹操认为利斧砍开脑袋的手术是不可行的，还认为"此人欲乘机害我"，急令追拷华佗。华佗在死牢中将其毕生麻醉开刀的外科医术手写成册，赠送给狱卒留存："此书传世，可活苍生。"谁知狱卒认为这是导致华佗被杀的祸根，惊惶不敢接受，华佗一怒之下，付诸一炬。试想，如果当时曹操同意华佗的开颅手术，其结果可能是曹操早死几年。这些都是传说，不要信以为真。

华佗发明的一种麻醉药叫"麻沸散"，仅口服就能达到全麻状态，可做刮骨疗毒这样的大手术。19世纪日本人用此方曾成功完成上百例乳腺癌手术，有文字记载，这是真的。

在民间人们有一共识，中医擅长内科诊治，西医外科更胜一筹。远古时期中医从外科开始强盛，可从医字的造字原理说起。"医"由一个匚和矢组成。有人把矢字解释为马箭矢，认为医就是治箭伤，这种说法格局偏小。医中的矢应该解释为针，《黄帝内经》中记载有"九针"之说。医字就是一个筐里放着许多手术用的针。九种针具，根据针头形状不同，用途不同，分为镵针、圆针、鍉针、锋针、铍针、圆利针、毫针、长针和大针。人类社会在发展过程中，首先是外伤，包括打猎、战争和劳作等，中医外科由

医字

此发展起来，在华佗时期达到相当高的水平。但遗憾的是华佗中医外科理论和技术没有传承下来。由于中医外科理论缺少系统的解剖学基础，因此无法从事以解剖学为背景的高难度的复杂手术，这是整个中医外科逐渐衰败的原因之一。

印度皮瓣

妙闻是公元前 600 年出生于古印度的医生，在《妙闻集》中描述过他的手术，以鼻再造术最为有名，称为印度皮瓣，从皮瓣的设计可以看出妙闻对局部皮肤血供有所了解。这种手术之所以在此地盛行，是因为印度有一项刑罚，就是通奸的男女要被判以削鼻。被削鼻的人无法忍受这种残缺带来的耻辱，希望再造一个鼻子并开始新的生活。因此，鼻再造术

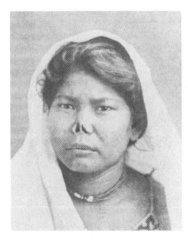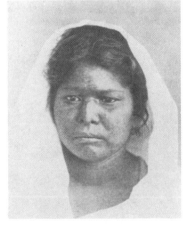

印度皮瓣

应运而生。再造鼻的基本方法是先从额部切下一片叶状皮瓣，皮瓣下端靠近鼻根处留一相连的皮蒂，然后将皮瓣向下旋转盖在鼻尖的缺损部位并缝合。皮瓣的营养依靠皮蒂携带的血管，数周后皮瓣在局部建立了血液循环，切断皮蒂，再行进一步整形。这种拆东墙补西墙的皮瓣移位技术一直沿用至今。妙闻可称得上是皮瓣带蒂转位修复软组织缺损手术的祖师爷。

妙闻身为医生，很想知道人体的结构，以利于治病，但当地法律禁止接触尸体，更不用说解剖尸体了。为避免触犯法律，他想出一种复杂的解剖方法，将尸体在水中浸泡，让浅层组织轻度变质，然后用刷子逐层刷去变质组织，暴露内部器官。用这种方法，妙闻掌握了一些解剖学知识。由于受解剖方法的限制，他的解剖描述错误百出。如他说从肚脐发出 700 条静脉，那肯定观察的是肝硬化致脐周静脉怒张的患者，即使是肝硬化患者，此处也仅仅有十几条静脉。

在古罗马人看来，背上有疤是一种耻辱。人们认为，这种人可能是战场上的逃兵，转身逃跑时，后背被敌军刺伤，或被俘后遭受鞭打留下的伤疤。因此，背上有瘢痕的人多寻求外科医生的帮助，所以古罗马的瘢痕整形技术相当发达。

古埃及足矫形假体

早在 3000 年前，古埃及人已能做足矫形手术了。足底着地时主要有三点支撑，即足跟、第1跖骨头和第5跖骨头。任何一点缺失都会影响走路。古埃及医生因陋就简，用修剪后的皮革包裹木棒做成假体，安装在因脚外伤、糖尿病足等造成第1跖骨和大脚趾缺失处，以支撑体重、保持平衡，并在走路时起到缓冲作用。

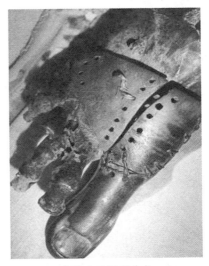

古埃及足矫形手术

在漫长坎坷而曲折的外科历史上，"手术室"曾经血腥如屠宰场，曾经恐怖如刑场，曾经热闹如演艺场，也曾经视患者死亡如草芥，无论如何都不像是治病救人的好去处。幸好，一路走来，手术室和手术技术发展成现在的模样，手术不再血腥、恐惧和危险，真的让人欣慰。

哈维与血液循环

自古以来，在人的心目中，流淌在血管中的红色血液一直被视为生命的要素，而失去血液就意味着失去生命。但几千年来，人们对血液如何产生、流动及其作用知之甚少。

对血液循环的认识过程

2000 年前，《黄帝内经》中写道，血和气混合在一起，通过一种循环形式，输送到全身。在解剖尸体时，希波克拉底看到动脉内是空的，静脉内充满血液，因此认为动脉是输送空气的，静脉是输送血液的。

公元前 400 年，希波克拉底认为人体内有四种液体，即血液、黑胆汁、黄胆汁和黏液。血液过多，会让人发热。比希波克拉底晚 100 年的古希腊医生已经能把血管分为动脉和静脉，认为血液在静脉里循环不息，动脉中充满着循环不息的真气。他肯定没有解剖动脉亲眼看一下。

盖伦在总结前人知识的基础上，指出血管分为动脉和静脉，动脉壁厚，静脉壁薄，这些都符合现代解剖学的认识。但他认为动脉与静脉是两个分别独立的系统。肝是人体生命的源泉，是血液活动的中心。已被吸收的营养物质由肠道进入肝脏，乳糜状的营养物质在肝脏里转变成深色的静脉血并带有自然灵气。这种带有自然灵气的血液从肝脏出发，沿着静脉系统分布到全身，它将营养物质送至身体各个部分，并随之被吸收。肝脏不停地制造血液，血液也不停地到达身体各部并且大部分被吸收，而不做循环运动。盖伦理论被教会认可后，在医学界保持了上千年的权威，谁也不敢反对。

其后的解剖学发展逐步纠正了盖伦关于心脏有中间孔的描述和静脉系统双向潮汐运动（血液随着心跳而在静脉中顺流和倒流，如潮起潮落，进出心脏）的错误观点。维萨里也对盖伦的理论发起了挑战，他对人体解剖学的深入研究启发了同时代的其他医生。西班牙的塞尔维特论证了右心室血液进入肺，再返回到左心房，再从左心房进入左心室的循环现象，右心室血液不经过室间隔进入左心室，这一见解发表在《基督的复兴》一书中。塞尔维特因其中的部分见解与当时盛行的卡尔文教派的观点相左，因此定为异教徒而被判处死刑。与此同时，维萨里的晚辈科隆博也发现了肺循环，他通过对狗活体解剖，发现在肺血管中只有血液没有气，静脉血是从心脏流向含气的肺再返回到心脏的。在维萨里及其之前的学者都将血管与器官分而述之，科隆博打破这一传统，将血管与器官联系在一起考察阐述。科隆博还观察了动物心脏的二尖瓣，发现二尖瓣能阻止血液从左心室反流到左心房及肺静脉。其后法布里修斯发现了静脉瓣膜。

哈维的贡献

在 16 世纪，医学界有突出贡献的学者应首推维萨里和哈维。关于维萨里和哈维的生平有不同的版本，出入较大，但他们对解剖学和循环生理学的贡献没有任何争议。维萨里的事迹已在前面介绍。据说维萨里性格比较外向，喜欢抛头露面，说话张扬，经历曲折，著作颇丰，留给后人的资料比较多。哈维性格内向，不善交际，惜字如金，故留给后人的资料比较少。

哈维（Harvey，1578—1657），英国人，从小接受良好教育，成绩优秀，享受高额奖学金的资助。文科毕业后来到维萨里曾经教书的帕多瓦大学学医，师从法布里修斯（1537—1619）。帕多瓦大学解剖学系主任都是很牛的大腕，先是维萨里，后来是科隆博，接着是法罗皮奥，再之后就是法布里修斯。法布里修斯精通解剖、外科，

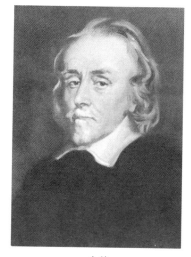

哈维

该校的解剖学演示大厅就是这位大师资助建立的，当时在欧洲屈指可数。哈维坚持要去帕多瓦大学，其中很重要的原因就是冲着法布里修斯的名声。

哈维在先驱们研究的基础上，于1628年通过一系列动物实验，总结了他的重要发现，发表了一篇《血液运动论》，在这本书中他否定了前人关于心脏与血液理论的错误，明确地提出了"血液循环"理论，描绘了从"静脉→右心房→右心室→肺动脉→肺→肺静脉→左心房→左心室→主动脉及其分支→静脉"的血液循环路径，他进一步解释了心血管系统的循环原理：生物体内的血液是循环地推动，而且不息地运动的。心脏搏动推动血液循环是其唯一目的。从理论到实验都已证明血液因心室的动力流向肺内，同时也输送到身体各部，继之从肌肉中的小孔渗入小静脉，再汇入大静脉，最后流到心房。实际上，得出这一结论经历了12年漫长、辛苦且枯燥的过程。在哈维到圣巴多罗买医院工作之前，甚至做宫廷医生之前，看病的机会并不多；他充分利用在伦穆里讲坛期间解剖死刑犯的机会，研究心血管的运作机制。当时伦敦医院病死的流浪汉、妓女、无主尸体、丢弃的死胎和死婴很多，故解剖的机会很多；也有一些为了查明病因，家属要求病理解剖，包括哈维的父亲和妹妹去世之后，尸检也是他自己做的。死胎和死婴的解剖，使哈维有机会观察动脉导管和卵圆孔，这是日后建立血液循环理论的重要证据。他实验的活体动物包括鱼、蛇、蛙、狗，观察其动脉、静脉和心脏里的血流方向；切开心壁，观察心内瓣膜开放方向和心壁的结构，从而认识到心内瓣膜决定血液在心内的流动方向。最后认定心脏就是肌肉构成的泵。

哈维在深入研究心脏的结构之后，发现在心脏的每一半之间有一个只准单向通行的瓣膜，它只允许血液从上面的心房流到下面的心室，而不允许发生血液倒流。同时静脉里有一种静脉瓣，它使血液只能朝着心脏方向流动。由此，他提出了一个前所未有的概念，即血液始终朝着一个方向流动，它从静脉通过心脏流入动脉。下一个问题是：血液在血管里的流动有无始终？哈维对血液流动进行了定量测量，发现心室里只能容纳约 $60mL$ 血液，按心率 70 次 / 分计算，那么 1 小时从左心室排入主动脉的血液不低于 $60×70×60=252000mL$，这个重量约是一个成年人体重的 3 倍。若是依照盖伦的理论，流向身体周围的血液不断地消失，则这个论点根本无法解释以上的事实，而且人也不可能通过摄入食物提供如此大量的血液。因此，哈维推断：血液是受心脏压力到达身体的各个部位，再由小静脉进入大静脉，回流心脏。由心脏输送血液进入肺脏，而后再回到心脏。流出的血液又流回来，这样周而复始从而构成了血液循环。

为了用实验回答盖伦的"血液可以从右心室通过微孔直接进入左心室"的理论，哈维解剖出心脏，结扎肺动脉、肺静脉、下腔静脉和主动脉，防止液体外流，将一根管子插入上腔静脉，管子末端连着牛膀胱，膀胱内灌满温水，慢慢挤压膀胱，把约 500mL 水注入右心房，可见右心房和右心室高度膨胀，但剖开左心室没有一点点水流入，这证明室间隔没有微孔。其后他又给肺动脉内注水，可见水进入肺，接着带血的水涌入肺静脉，进入左心房、左心室，这证明血液要经过右心室进入左心室，唯一的通路就是肺，尽管他不明白是如何通过肺的。所有这一切科学的解剖实验，成全了哈维解决心血管循环机制的梦想。

之所以后人称哈维的论文改变了医学研究的历史，是因为与维萨里相比，他让医学迈出了第二步。哈维并不是消极地观察自然现象，而是引入实验医学方法，用实验探索自然规律。掌握了实验方法，就会主动观察，获得更深层次的结果。他的发现给人体解剖学和生理学研究带来了一场革命。他的理论是人体的血液是循环不息流动着的，这就是心脏搏动所产生的作用。哈维是历史上证明心脏是一个泵血器官的第一人。

哈维归纳的血液循环途径是，血液以心脏为中心，从肺动脉到肺静脉走了小半个圈，回到心脏（肺循环或小循环），然后从主动脉到腔静脉走了大半个圈，再回到心脏（体循环或大循环）。血液在这两个半圈构成的回路里循环不息，这就是血液流动的轨迹，这个过程即血液循环。这彻底颠覆了盖伦的理论，即血液由肝脏产生，然后浇灌机体。哈维的结论是血液只有在动脉和静脉之间循环，才能解释如此庞大的心排血量，即血液是循环的！这也不能责怪盖伦，两千多年前，人类知识的积累有限，又不能进行人体解剖，所以难以对人体结构和功能有全面正确的认识。

哈维的血液循环理论中曾假设各器官还存在微小血管，是它们最终完成了动脉到静脉的血液输送，但遗憾的是哈维并没有在实验中发现相连的血管，因当时显微镜技术尚不成熟，还没有用于生物学研究上，故无法观察到这样微细的管道。因而哈维假设的血液循环的"环"始终圆不起来，一直停留在假设中。同时，那时还不知道组织代谢需要氧气，尤其对肺动脉进入肺内进行气体交换这一至关重要的生理过程一无所知。这不奇怪，因为当时还没条件验证这些问题。

40 年后，荷兰科学家列文虎克（1632—1723）发明的显微镜打开了肉眼看不到的生物世界。意大利的马尔皮基（Malpighi，1628—1694）从博洛尼亚大学毕业后到比萨大学工作，学会了用显微镜，想验证一下哈维的血液循环理论。1661 年的一天，他忽然想看看青蛙的肺泡，他看到肺泡上密集分布着一种网络，网络里流动着血液，透明的肺泡让他清晰地看到血液流动的完整路径，动脉进入肺后越分越细，最

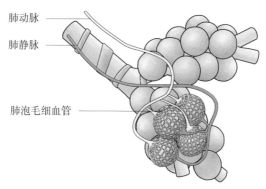

肺动脉

肺静脉

肺泡毛细血管

肺内血液循环

后形成一个无比纤细的血管网，而这个网的另一端与微静脉连在一起。马尔皮基顿时意识到，这个血管网就是哈维没有找到的那个缺环。他又用显微镜对狗和蝙蝠的肺进行观察，同样看到了动、静脉之间有微小血管相连，这一时刻，是哈维逝世后的第 4 年。由于这种血管微小，细如发丝，故命名为毛细血管，正是这些将动脉和静脉联系起来而肉眼看不到的毛细血管，让血液从动脉末端走到静脉头端，最终补上了哈维的血液循环的"环"缺损部分，血液循环的理论得以成立。

恩格斯说："由于哈维发现血液循环，从而把生理学确立为一门科学。"

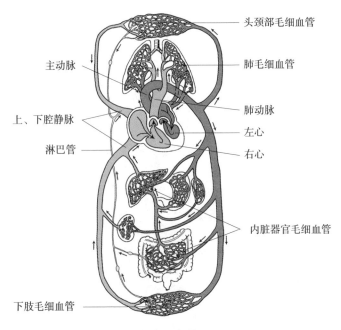

头颈部毛细血管

主动脉

肺毛细血管

肺动脉

上、下腔静脉

左心

淋巴管

右心

内脏器官毛细血管

下肢毛细血管

全身血液循环

人类知道血压要归功于那匹大白马

17世纪初，英国科学家哈维通过一系列解剖学实验奠定了血液循环的理论基础。后来，意大利科学家马尔皮基进一步验证和完善了血液循环理论。血液循环理论被列为人类历史上最伟大的十个科学发现之第五位，正是血液循环理论为血流动力学奠定了坚实的基础。

血压是什么

现代医学认为，血压是人体生命体征的一项重要指标，血压的高低可以帮助判断心脏功能、血流量、血容量以及血管的舒缩功能等多项指标是否正常。如果血压出现异常升高或者降低，都说明这些因素可能出现了一些异常。血压与年龄、性别、疾病或失血有关。高血压与动脉硬化、血量增加、高盐饮食等因素有关，会增加中风、心脏病及其他疾病的风险。如血压低，可导致晕厥甚至休克，提示可能有血容量不足、血管异常舒张或心功能严重受损。因此监测血压的高低有助于判断人体的健康状况，或危重症患者的病情变化。

最初人们没有血压这个概念。1628 年，哈维注意到当动脉被割破时，血液就会像被压力驱动一般喷涌而出。通过触摸脉搏的跳动，能够感受到压力。但血流对血管的压力到底有多大？有什么意义？对身体有什么影响？谁也不知道。

发现血压

现在人们都知道正常血压以及高血压、低血压对人体健康的影响，但你知道血压最早是怎么测量出来的吗？这要归功于那匹大白马。

1733 年，英国伦敦西南地区的一场国内战争刚刚结束，国王乔治二世的军队大获全胜。特丁顿战场的上空硝烟散去，山坡上尸横遍野，呻吟哀叫传遍四方。距离此处不远有一个名叫马尼斯的小教堂，坐落在半山腰的丛林之中，成了战争时人们的避难所。教堂高耸的塔楼不时传出悲哀的钟声。救护队陆续把受伤的人们送到教堂的院子里；教堂里落败的士兵与虔诚的村民一起跪拜上帝，祈求神灵的保佑。可是，上帝既无法阻止战争，也无法解救他的臣民，因为战争的任何一方都声称他们是秉承上帝的旨意行事。马尼斯教堂的牧师斯蒂芬·黑尔斯（Stephen Hales，1677—1761）精通人、兽医术，他正指挥着村民给伤员止血包扎。

然而，眼看许多伤员流血不止，最终气绝身亡，空有渊

博的医学知识和一身科学发明
的黑尔斯牧师站在一旁也只能
捶胸顿足，束手无策。在救治
伤员和伤畜的过程中，黑尔斯
发现一个让他不得不思考的现
象：受了伤的战士，开始时血
流喷射成柱，接着血流喷射减
弱，随后晕倒，全身冰凉湿冷，
最后蹬腿死亡。

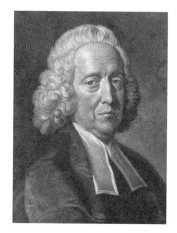

黑尔斯

　　人流尽血而死，在常人眼里是个自然现象，可是在黑尔斯
的脑海里却浮现出一个词——压力。血管里一定有压力，否则
血液不会流动，更不会在血管破裂后喷射出来。接着，他的脑
子里又想到了几个名词：出血、低血压、失血性休克。

　　战马受伤后也会因失血而死亡，动脉喷射的血柱远远要
高于人的身高。马的血压到底有多高？黑尔斯决定拿马做实
验，亲自测量马的血压。

　　1733 年秋天的一个上午，黑尔斯将马厩里破旧的门板卸
了下来，当做试验台，随后牵来一匹白马开刀。他将马捆绑
按倒在门板上，在助手的协助下，用手术刀分离出白马的颈
动脉，进行暂时的结扎。然后用一根尖细的铜管直接插入马
的颈动脉中，并将铜管接到一根 4m 长的玻璃管上，顿时马
儿的鲜血涌入玻璃管内，血流向上蹿升高达 270cm，说明马
的颈动脉内血压可维持 270cm 的柱高。黑尔斯同时还发现，

这个血柱的高度会随着马儿心脏的跳动而上下波动，心脏收缩时高一点，舒张时低一点。黑尔斯不断地给这匹可怜的白马放血，玻璃管内的血液逐渐减少，再减少，最后，白马痛苦地闭上了眼睛……白马的血没有白流，通过这次实验，黑尔斯测定了白马心脏每一次搏动的血液输出量以及心脏每分钟的血流量。这就是人类医学史上首次进行的血压测定，虽

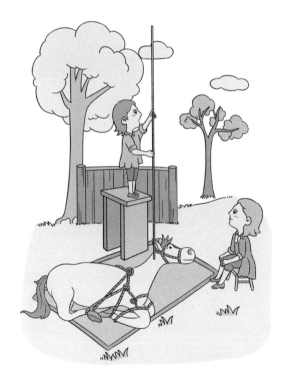

最早给马测量血压的方法

然血腥、暴力、残酷，但人类知道了血压是什么。

黑尔斯在从事神学职务时，仍然沉迷于解剖和生理学研究。他与好友斯蒂克利把小小的马尼斯教堂变成了动物实验室。他们还用蜡灌注制作出支气管树标本、心脏血管标本。

为了血压测试，黑尔斯杀死了不少动物，受到动物保护人士的谴责。然而他并不在意这些攻击和谩骂，继续进行动物实验研究，坚信人类的生理与动物极其相似，立志一定要为人类的健康做出应有的贡献。他的成就备受医学界的推崇，英国皇家学会授予黑尔斯最高荣誉奖，即科普利奖章。后来，这种测量血压的方法经过改进应用到人的身上。在几个世纪里，黑尔斯的著作《血液静力学》一直是动物和人的血压研究方面的权威论述。

在290年后的今天，人们为什么又广泛赞誉黑尔斯当初对血压的发现呢？因为高血压已成为健康的第一杀手，防治高血压成为当今最重要的医学重担之一。

循环在血管内的血液对血管壁的压力称为血压（blood pressure），血压是推动血液在血管内流动的动力，通过测量血压，可以了解心血管的健康状态。血管分为动脉、静脉和毛细血管，所以，也就有动脉血压、静脉血压和毛细血管血压。通常所说的血压是指动脉血压。收缩压与舒张压的差值称为脉搏压，简称脉压。

此后，法国人普塞利（1797—1869）提出，为了方便观察测量血压时血液在玻璃管内的高度，可以在玻璃管内装入水银。于是在此基础上，测量血压的方法又出现了一些变化。1837年，尤利乌斯·埃里松发明了一个血压计，它把脉搏的搏动传递给一个狭窄的水银柱。当脉搏搏动时，水银会相应地上下跳动。这使医生可以在不切开动脉的情况下测量脉搏和血压。但由于它制作粗陋，使用不方便，并且读数不准确，因此其他科学家对其进行了一系列改造。1860年，法国科学家马雷研制出一个当时最好的血压计，它将脉搏的搏动放大，并将搏动的轨迹记录在卷筒纸上，用这个血压计可研究心脏的异常跳动。

1896年，意大利科学家希皮奥内·里瓦罗奇（1863—1937）在前人测量血压实验的基础上，发明了血压测定器，主要包括一个用来充气的橡皮球、可被充气的橡皮囊臂带和装有水银的玻璃管。测量血压时，将臂带围绕臂部，用橡皮球充气或放气，用以阻断或恢复血液的流动，观察水银的搏动和高度。1905年，俄国人尼古拉·特洛特科夫（1874—1920）对上述血压计进行改进，首先将听诊器置于橡皮囊臂带下，用以监听脉搏；随后给臂带充气，直至听不到脉搏；然后将橡皮囊臂带放气，将听诊器听到第一个脉搏声时的水银柱高度和脉搏声突然减弱时的水银柱高度，分别定为收缩压和舒张压。此后，血压的测量仪器不断创新，层出不穷。如今测量血压成了人们了解身体状况的一个重要手段，也是现代医学的常规体检方法。

进入20世纪后，有人认为高血压是一件好事，因为它表明血流得欢畅。但是，血压长期维持高位，会极大地提高心脏病发作和中风的风险。但什么程度算高血压，是个很难界定的问题。很长一段时间，人们都认为 140/90mmHg 是高血压病的临界值，但到了 2017 年，美国心脏病协会突然将数字下调到 130/80mmHg，这让许多人大吃一惊。这一调整不要紧，男性高血压的人数多了 2 倍，女性多了 1 倍，几乎所有 65 岁以上的人群全部进入了高血压这一危险地带，这会使医院更加忙碌。有人怀疑制定这样的标准可能另有原因。

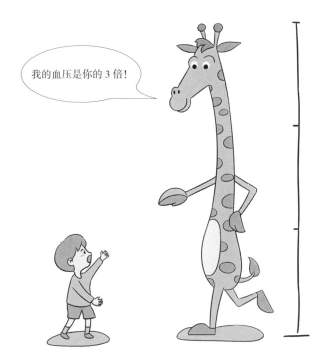

长颈鹿的血压

在黑尔斯彪悍的血压测量法公布的数百年后，这种切开式的血压测量已经无人问津。但他的方法第一次让人们直观地认识到血压是一种实实在在的生理现象，从而开启了人类对高血压这一疾病的认识与研究。如今，测量血压的方法已从有创、微创、无创，进入智能化时代。

大家都知道，长颈鹿是世界上个子最高的动物；但你可能不知道，它还是世界上血压最高的动物。它的血压是正常成年人的 3 倍多。因为只有这样，血液才能送达它"海拔"5m 多高的大脑里！

人的血压在各个部位有所不同，健康人上肢与下肢的血压相差 10% 以上。而在一天活动中血压也随时会改变，运动时血压升高，夜间睡眠时血压降低。

脉诊：中医的贡献

在中国古代，中医诊脉（号脉，切脉）是计数脉搏、判断血压强度和质量的唯一方法。为了量化起见，现代中医也用血压计测量血压。

据说，脉诊起源于扁鹊时代。中医先生用 3 个手指轻按在病人手腕处，数秒后便知病家一切疾苦！脉诊是中医独特的诊病手段。中医没有高血压这个病名。实际上就是通过切脉，对桡动脉的搏动强度、次数变化进行辨证分析，认识脉象的特征、类型和变化的规律，判断人体病变与否和病变程度，从而做出诊断，制定个性化的治疗方案。脉诊是中医在疾病诊断和治疗上做出的重要贡献。

中医脉诊很神奇。据传唐贞观年间，唐太宗李世民的长孙皇后怀胎十月仍不分娩，又患上重病，卧床不起，太医束手无策，唐太宗每日愁眉不展，坐卧不安。一天上朝，大臣徐茂功闻之，向唐太宗推荐民间医生孙思邈，说疑难之症一经他手，都能妙手回春，对妇儿病尤其擅长。唐太宗听罢力排众议，马上传旨，召孙思邈进宫。由于有"男女授受不亲"的规矩，医生给宫内皇家妇女看病，不能靠近身边。于是孙思邈让宫娥彩女将一根红线系在皇后的手腕上，从罗帐拉出，自己则捏着红线另一端为皇后"切脉"。根据红线的搏动，在皇后床帐外上演了名震古今的"引线诊脉"。"启禀万岁！皇后之病为胎位不顺，小儿扳心，只要在皇后中指（中冲穴）扎一针便能立马见效。"群臣、太医们听罢纷纷摇头，真是无稽之谈！然而，事实果然如"医圣"所料，一针之后，皇后苏醒，还顺利产下皇子。唐太宗激动之情溢于言表，命孙思邈执掌太医院并重赏千金。但是，孙思邈立志为民治病，不愿在朝做官，婉言谢绝了唐太宗的任命。

靠着一根细线的搏动，竟能诊断脉象的玄机，这就是"长孙皇后怀孕患重病，孙思邈引线诊脉千古颂"。从物理学上讲，脉搏的跳动会通过引线传导到孙思邈敏感的手指上，这有可能。不过这只是传说，后来孙思邈回到民间为民治病，这是真的。

长骨是如何长长与长粗的?

骨骼的出现在生物演化的历史长河中是重大事件之一，它让生物体实现了从小形体到大形体、从简单到复杂的飞跃。这种飞跃让生物体从柔弱到坚强、从被动适应环境到主动改造环境，造就了地球上丰富多彩的生物圈。

人类的骨骼与其他脊椎动物的骨骼基本结构和功能相似，但却有着不同的运动方式。一些动物翱翔于天空，感受大自然的广阔；一些动物遨游于海洋，感受生命摇篮的温暖；一些动物攀岩于山峰，感受地球的脉络等。人类在演化过程中，由于直立行走，骨骼的形态发生了巨大变化：上肢骨轻巧，下肢骨粗壮，脊柱出现生理弯曲，颅腔增大等等。成人有 206 块骨，每块骨都经历了复杂的生长发育过程。

长骨长长和长粗的传说

1727 年以前，长骨是如何长长和长粗的，没有人知道。李瑞锡教授提供的这个关于骨长长和长粗的版本故事情节具有传奇色彩，很有趣味，值得一读。话说某年某日，英国伦敦盖伊氏（Guy's）医院的一位外科医生约翰·拜尔元（John Belchier）到一位布料染匠朋友家做客，被奉餐"炖猪大棒骨"。骨为红色，味道鲜美，客人惊讶。主人解释说，他用染缸中的茜草（madder）浸泡糠麸喂猪，骨就成了红色。中国的老人们都知道，茜草为媒染染料，中国商周时已广泛应用于染织行业，尤其是用于浸染丝绸，丝绸染色后呈靓丽红色。拜尔元觉得很新奇，灵机一动，写了一篇关于红猪骨的"SCI"，刊于1736年的《皇家学会报告》上。法国的一位农场主杜哈梅尔（Duhamel）见到报道，无比好奇，心想这又是一个生财之道！于是他也用茜草喂养自己的猪和鸡鸭，得到相同结果。杜哈梅尔又独出心裁，用茜草饲料和无茜草饲料交替喂养，结果在骨的断面上出现红白相间的环层骨。于是，他下结论：骨长粗，像树的年轮一样，骨膜负责形成环层。他又用银丝缠绕幼猪的大腿骨，结果几个月以后，发现银丝在骨髓腔里了，因为外层新骨生成，内层老骨溶解，骨髓腔扩大了。这还没完，该仁兄又在幼猪腿骨上间隔距离钻两个孔，插入银丝做记号。数月后宰猪吃肉，看到腿骨虽已长长，但两孔间的距离没变！于是，他又下结论：骨的长长，发生在骨的两端。这"地主"真成"科学家"了！

这是民间故事，不一定可信。可能是一位真正科学家完成的科研成果，误传到了农场主杜哈梅尔头上，戏说骨长长和长粗的现象！

有文献报道，英格兰杰出的生物实验学家斯蒂芬·黑尔斯（Stephen Hales，1677—1761）不但是发现血压的功臣，也是最早通过实验证实了长骨长长原理的功臣。1727年，他在小鸡小腿骨中部间隔约1cm钻两个孔，植入铁丝，2个月后发现，鸡腿长长了，两根铁丝的距离没有变，证明骨的长长不在骨干而是在骨两端。其后，生物学家杜哈梅尔（Duhamel）（不会是上面提到的法国农场主吧，如果是，那杜哈梅尔一定是一位老板型生物学家）进行了验证，并进一步完善了骨生长理论。

亨特兄弟的贡献

约翰·亨特（John Hunter，1728—1793）是英国著名的解剖学家，也是比较生物学、近代实验外科学和病理解剖学的奠基人。他没受过正规教育，更不是科班出身。1748年在伦敦给他的哥哥、妇科医生威廉·亨特当助手，学习人体解剖和动物解剖11年。"无心插柳柳成荫"，亨特意外地发现这正是自己喜欢又擅长做的事情。后来

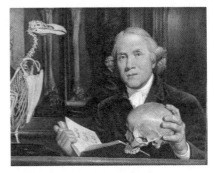

约翰·亨特

他又在切尔西医院学习了外科学，在医学院讲授解剖学、外科原理及手术实践，是开创外科学理论与实验相结合研究方法的第一人。现在医学院校各学科的大课（理论课）和小课（实验课）都是从他那里沿袭下来的。

官方文献记载，亨特做了一个著名实验。在幼猪长骨骨干间隔2cm各打一孔，每孔置入一铅珠，成年后解剖发现，骨干长长但两珠之间的距离没变，这证明了骨干长长不在骨干，长长的部位是骨骺软骨（比前人的认识更进一步）。并解释说，骺软骨不断新生，又不断钙化，再新生，再钙化，周而复始，使骨长长，直至成年，骺软骨不再新生，全部钙化，相邻骨愈合，骨即停止长长，留下骺线痕迹。随后他又用茜草饲养猪，显示被茜草颜色沉淀的环形骨板一层层叠加，

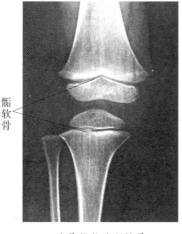
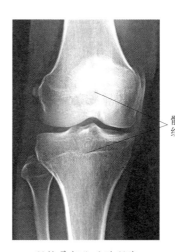

骺软骨

骺线

使骨长长的骺软骨　　　　　骺软骨钙化后的骺线

骨干增粗。他解释说，在环形骨质中，证明骨质增厚是由于骨膜内成骨细胞不断产生新骨，不断钙化，层层叠叠，逐渐增粗。至此亨特从理论上阐明了骨长长、长粗的原理。他还根据小儿下颌骨在 20 颗乳牙的位置上长出 32 颗恒牙的现象，找到了骨生长的进一步解释。推测骨的生长需要两个过程：一是沉积（增加），二是吸收（减少），并做了进一步实验，证明自己的推测是正确的。亨特的实验结果和原理解释比以往任何说法都更加可信，起码可以说，黑尔斯和杜哈梅尔的实验设计不完整或不系统。现在研究胚胎骨骼的生长也是利用茜素沉积到新生骨质中能显示红色的原理来制作彩色胚胎骨标本的。

亨特最大的贡献是通过实验形态学研究，使外科从一门治疗手艺成为一门学科。

约翰·亨特的哥哥威廉·亨特（1718—1783）是英国解剖学和妇产科专家。1748 年，趁着英国人体解剖开禁的大潮，他在伦敦开设解剖学校、解剖剧场和人体博物馆，用来讲授解剖学、外科学等。在这里，他培养了一大批英国解剖学家和优秀外科医生。

亨特兄弟不但是医学家，还是标本收藏家。收集动物和人体标本 14000 多件，以及医学手稿和艺术品一宗，用于教学和研究。1799 年，英国政府收购了亨特兄弟的所有收藏品，建立了亨特博物馆，供后人参观学习，以激发人们对自然科学的兴趣。

这里有一个小插曲，证明威廉·亨特醉心于收藏特殊人体标本的良苦用心，甚至到了痴狂的程度。北爱尔兰人查尔斯·伯恩（Charles Byrne）患有巨人症，身高达 2.5m，是当时欧洲最高的人。伯恩常以巨人的形象在伦敦各地进行才艺展示，赚了一大笔钱，喜出望外，但钱还没捂热就被偷了，因此抑郁而死，年仅 22 岁。在伯恩还活着的时候，亨特早就对他的高大骨骼垂涎三尺，心想如伯恩身后能制成一副骨骼标本那该多好哇！当时伯恩也听到英国盗尸、卖尸猖獗的传闻，担心自己这独特的身材死后遭到不法买卖和解剖，于是生前就安排妥当，死后立马将棺材沉入大海。但亨特早已盯上了，决不能错失良机。伯恩刚死，亨特就想方设法贿赂了伯恩生前高薪雇请的船长。轮船在海上兜了一圈后，伯恩的尸体被带回亨特位于伦敦伯爵宫的住处。亨特解剖技术娴熟，手脚麻利，尸体几乎还没凉透就把骨架解剖出来了，深加工后做成了一副瘦长的骨架。还有传说亨特出高价买通了伯恩的殡仪员，如愿以偿地得到了这具"巨尸"，得手后，亨特立马支起一口大锅把尸体煮了，制成一副骨架标本，这是野史。200 多年来，伯恩瘦长的骨架一直展示在伦敦皇家外科医学院亨特博物馆中。最近几年，一些群体开始自发关注这位 18 世纪的"北爱尔兰巨人"，希望帮助他完成遗愿，将尸骨葬于大海。直到 2021 年，趁博物馆维修、暂停开馆的机会，相关人员终于讨论了为伯恩海葬，以满足他遗愿的事宜，但不知后来结果如何。

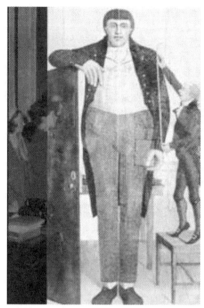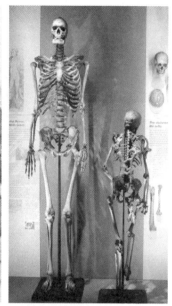

伯恩生前和身后

　　在医学生的解剖课程学习中，骨骼学习是重要的一课。在讲骨学时，都必须提前准备 5 种标本：①骨架，让学生从整体上认识 206 块骨；②准备股骨、腕骨、肩胛骨和椎骨各 1 块，了解骨的形态分为长骨、短骨、扁骨和不规则骨；③新鲜猪股骨（与人骨的结构完全一样，以弥补新鲜人骨的短缺），显示骨的构造，说明所有 206 块骨都是由骨质、骨膜和骨髓构成的；④儿童骨和成人骨切面，显示骺软骨和骺软骨钙化后形成的骺线；⑤脱钙骨（经盐酸浸泡去除无机质的骨）和煅烧骨（经火烧去除有机质的骨），说明骨的化学成分。通过这些标本让学生们掌握骨的数目、形态、构造、生长和化学成分。

不同的骨骺软骨愈合的时间不同，故也是推算婴幼儿、儿童、成年人年龄的基础，因为骨骼的生长发育正常与否与骨骺软骨愈合时间密切相关，这主要通过 X 线透视或拍片完成。

不同年龄段骨内有机质和无机质的比例不同，骨的物理性能也不同。儿童骨弹性较大，柔软，易变形，当受到外力打击时，不易发生骨折或出现青枝骨折（似春风中的柳枝一样折而不断）。成人骨质具有最大的硬度和一定的弹性，较坚韧。老年人的骨质由于激素水平下降，影响钙、磷的吸收和沉积，骨质流失，骨的脆性增加，易发生骨折。随着年龄的增长，发生骨质疏松症的风险也会随之增加。这是一个自然规律，加强体育锻炼，适当补钙，会减缓这一过程，降低骨折的风险。长期卧床也会出现骨质疏松。

颅内有一个内分泌腺叫垂体，垂体分泌的生长激素可促进骨的生长。幼年时，如生长激素分泌不足可造成侏儒症（个子矮，但智力正常，与呆小症不同），而分泌过多可出现巨人症，像伯恩那样。要说明一点，生长激素主要在夜间睡眠期间分泌，这就是为什么成长中的婴幼儿和青少年保证足够的睡眠更有利于长高的原因。

解剖与人文

"心"想事成

自古以来，"心"是一个永远说不完的话题。在人们的心目中，心脏是生命的象征，智慧的源泉。

在人体所有的器官中，心脏一直被误解，始终被视为意识的核心，至今"有心"（have a heart）还意味着情意、爱心或想法。西方人在一些庄严的场合把右手放在左胸前心脏的部位以示爱国；心还是情感的象征，情侣热恋时会说"真心爱你"，分手时会说"伤心不已"……心脏是一个奇妙又无比重要的器官，但与思维、情感毫不相干。

"心"的由来

远古的先民们并不知道胸膛里跳动的为何物。甲骨文"心"形轮廓的记载，与现代心脏冠状切面解剖图非常相似，说明他们在祭祀神灵或惩罚罪犯时已对人的心脏做过解剖，并描摹图形记录下来，起名叫"心"，经过 2000 多年的演变，成为今天的"心"字。甲骨文有多种心的图形，可能是切开

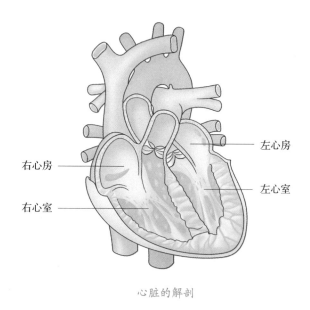

右心房

右心室

左心房

左心室

心脏的解剖

的部位不一样，或是不同部落各自造的❤字，说它是华夏民族智慧的结晶，世界上最早的心脏解剖学象形图谱一点也不过分。

在搏斗、恐惧、高兴或沮丧时心脏跳动的次数和强度，以及精神状态都会发生变化，古人以为心是情感、意识与思维的中心，有"用心想一想"的说法，"心"的进一步引申是思想、意念，如"心地善良""用心良苦"。至今，"心想事成""心心相印"等成语就是人们认为心脏具有情感功能的生动写照。

进入青铜器时代，盛行金文，此时的心在甲骨文的基础上增加了动脉和静脉的出入口形象，并在心的内部增加一点表示心间隔，也有人认为这一点代表血液。

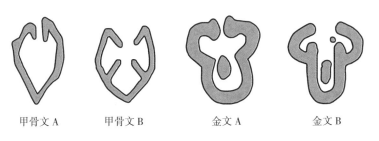

甲骨文A 甲骨文B   金文A   金文B

甲骨文和金文的心字

"心想"实际上是大脑的思维，为什么人们不说"脑想"呢？这要把我们民族的文化与医学联系起来考虑。中医说心的功能有两个：一主神明，二主血脉。前者是指心主宰大脑（精神和思维）；后者则是指心主宰循环系统。

古人说："心之官则思。"因此长期以来，关乎思想意识的事都说成是由心引发的。后来，西方人通过解剖学研究，明白了思维是大脑的功能，但是我们在言谈话语时依然受到传统理论的影响：心脏不仅是血液循环的动力，也是精神生活的源泉。当一个人忘恩负义时，人们会说他没有良心；民间常说某些父母对一个孩子好，对另一个不好为偏心眼；说"我爱你"时就比画一个心形。古埃及制作木乃伊时要掏出除心脏外的所有器官，因为心脏是情感和智慧的中心，要留在原地以待来生。

常言道：相由心生。说的是一个人的面相源自自己的"内心"，因为一个人内心长期形成的一些想法会对其神态表情产生影响；而"心念即生"说的是心里想的东西必然影响身体，比如心情舒畅、遇事宽厚，便气血调和、五脏得安，反之又影响心态。这种良性循环，自然满面光华，双目炯炯，让人看了眼前一亮。实际上这些都是精神层面的事，与心脏无关。

我们只知道肠道是处理食物的器官，通常认为表示感情的应该是脑，实际上肠道对心情也有影响，这一点也许我们可以从生物进化史中找到答案。全长数米的肠道纵贯全身，这就是动物的原始雏形。肠道是起源最早的古老脏器，出现的时间比脑、眼、手、脚都要早得多。在远古时期，有的生物全身就是一条肠道（腔肠动物）。随着进化，逐渐成为有了肢体、脑和心肺的动物，之后人类诞生了。可以说肠道是现代动物的原形，即使在有大脑的今天，肠道内古老的"脑"（肠壁内的网状神经）也一直工作着。如情感中的"愉快、不愉快"，很大程度上取决于"肠道的心情"。古人认为这些情感与其说起源于头脑，不如说起源于肠道。可见肠道是心脏的前辈，大家一定要善待它！

符号♥被普遍认为源自心脏，为什么心脏会画成这种形象呢？心脏有心房和心室，在15世纪的欧洲医学中，人们认为心房是静脉的一部分，只将心室当成了心脏，把心室取出来看，真是♥形状。实际上心房壁的大部分是静脉壁演化来的。古罗马的伽列诺斯认为在肠道里吸收的营养物质被送到肝脏，成为静脉血后再送到全身，因此当时认为静脉系统的中心不是心脏而是肝脏。这种说法一直持续到英国解剖学家哈维发现血液循环才得以纠正。

原始心脏从胚胎的第 7 天就开始跳动，一刻不停，直至生命终结。心脏每分钟约跳动 70 次，每天约跳动 10 万次，泵出血液 8000L；每年约跳动 3600 万次，如活到 80 岁，一生约跳动 30 亿次，泵出 2 亿多升血液，输送到全身各处，同时还要把泵出的血液再回收。心脏的主要功能是通过不断地进行机械性收缩、舒张，推动血液流动，向器官、组织提供充足的血流量，以供应各种营养物质和氧气，并带走代谢产物，使细胞维持正常的新陈代谢。形象地说，心脏就是一个泵。

心脏的位置偏向左侧不仅仅是人类特有的现象，所有四足动物都向左偏斜，只不过程度不同而已。少数人的心脏偏右，在医学上称右位心，右位心的人与左位心的人在功能上没有什么不同，只是心脏跳动的部位偏右侧。在民间，上腹部痛（实际上多是胃痛）叫心口窝痛，胃反酸出现的上腹部烧灼感叫烧心，这个部位为什么叫心口窝？因为心脏下面靠近胸骨下端剑突低洼处，古人认为这是到达心脏的门户，所以叫心口窝。胃靠近这个部位，故胃痛的部位在心口窝，而心绞痛的疼痛部位在心前区，并放射到左臂部。

心脏的结构

心脏有 4 个房间，2 个心房（左、右心房）和 2 个心室（左、右心室），左右互不相通。左心房与左心室、右心房与右心室分别借左、右房室口相通。心脏有 4 组瓣膜，分别安装在左房室口（二尖瓣）、右房室口（三尖瓣）、主动脉起始处（主动脉瓣）和肺动脉起始处（肺动脉瓣）。二尖瓣和三尖瓣分别开向左心室和右心室，主动脉瓣和肺动脉瓣分别开向主动脉和肺动脉。瓣膜的开放方向决定血流的方向，血液从心房进入心室，从心室进入动脉，即左、右心房接收全身回流的血液，再分别流向左、右心室，左、右心室收缩将血液分别泵入主动脉和肺动脉，血液绕全身一周大约 50 秒，周而复始，这就是哈维的血液循环理论。心脏输出的血液，心脏本身占 5%，要知道，心脏的重量只占体重的 0.5%，说明心脏对血液的需求量非常大！

瓣膜关闭和开放产生心音，通过听诊器可以听到。第一心音发生在心脏收缩期，当左、右心室收缩时，高压的血流关闭二尖瓣和三尖瓣，也同时推开主动脉瓣和肺动脉瓣，血液高速泵入主动脉和肺动脉。二尖瓣和三尖瓣的尖端有强韧的腱索牵拉，不会因高压血流而翻至心房里。第二心音发生在心脏舒张期，左、右心室舒张，二尖瓣和三尖瓣打开，心房血液进入心室；主动脉瓣和肺动脉瓣关闭，防止主动脉和肺动脉内的血液出现逆流。如果瓣膜病变（先天性心脏病、风湿性心脏病等），导致瓣膜关闭不全或不能打开，就会出现涡流，产生杂音。

心血管内的血流汹涌澎湃，奔流不息。但古人不明就里。古人曾认为，心跳时血液流向肺是为了与灵气汇合，其实也接近现在我们的认识，去肺内是为了进行气体交换，只是不知道是怎么交换的。心跳时产生的压力会传导到周围动脉，因此我们能在手腕处感受到桡动脉搏动，即脉搏，中医认为它是人生命的表象或象征。

当肌肉运动时，所需要的养分和氧气比安静时多得多，因此心脏输出的血量也要相应增加才能满足所需。当你奔跑的时候，会感到心跳剧烈，这是为什么？即便是极其轻微的动作，如每秒屈腿一次，也会使心脏输出的血量增加。激烈的运动，心脏输出的血量就更多了。心脏输出量的增加主要是采取两种办法：一是加快心脏跳动；二是增强心脏的收缩力。

心脏跳动次数与寿命有无关系？肯定有关系。德国科学家将动物的心率与寿命进行了对比，发现动物越小，心跳越快，寿命越短。有研究发现，所有低等哺乳动物一生的心跳总数基本上相同，约为 7 亿次，心跳越快，相对寿命越短。举例来说，小鼠心跳约 500 次 / 分，寿命仅 3 年左右；狗的心跳约 100 次 / 分，寿命约 15 年；猎豹经常追击动物，心跳最快时可达 400 次 / 分，所以猎豹的寿命仅 10 年左右；而乌龟的心跳约 20 次 / 分，其寿命可达上百年。

有一种理论，叫作"生命在于静止"，也有一定道理。人的一生心跳约 25 亿次，比起心跳 60 次 / 分的人，90 次 / 分的人 50 年里会多跳几十亿次，心脏负荷加大，这可能是折寿的原因之一。当然，长期心率过慢也不好，会导致心脏"泵"血不足。因此，如果心跳少于 50 次 / 分，一定要去医院做详细检查。

听诊器的来历

在听诊器发明之前，医生们只能用耳朵贴于患者胸壁的方式去听心跳的声音和次数，以诊断心脏是否有问题，很不方便，也不准确。直到 1816 年，法国医师雷奈克发明了听诊器。一天，雷奈克为一胸痛的肥胖患者看病，他将耳朵贴在患者的胸壁上，但肥胖的胸部隔音效果太强了，听不到心脏传出来的声音，雷奈克非常懊恼。在回家的小路上，他看到有两个小孩蹲在一根长空心木桩两端游戏，一个小孩敲木桩的一端，另一端的孩子则把耳朵贴在木桩上，静听彼端传来的敲击声，声音清晰洪亮。雷奈克茅塞顿开，立马返回医院，用纸板卷成圆锥筒，用宽大的锥底置于患者的胸壁上，仔细倾听，惊喜地听到了患者心跳的声音。经过多次试验，最后改进制成了长 30cm、中空、两端各有一个喇叭形的木质听筒，用于临床，效果很好。因此雷奈克被后人尊称为"听诊器之父"。由于听筒的发明，让医学诊断技术前进了一大步。

心脏保健

心脏保健是现代医学的重要课题。心脏病是一种常见病、多发病，也是现代病，是导致死亡的主要原因之一。在 20 世纪中叶之前，医疗保健的重点是征服传染病，但后来人们发现有一种新的流行病，那就是心血管疾病。罗斯福（美国前总统）之死似乎是触发公众意识的导火索。1945 年初，罗斯福的血压飙升到 300/190mmHg，很显然这不是一个好兆头。果然没几天就去世了，那年他才 63 岁。人们意识到，心脏病已成为一种普遍存在的严重危害健康的大问题。自此之后，许多国家专门成立了心脏病研究机构，对大多数心脏病风险得以确认和证实，如风湿病、糖尿病、吸烟、肥胖、不良饮食等。有的人在电视机前或麻将桌旁一坐就是几小时，也是心脏病风险之一。有 1/4 的首次心肌梗死的患者并没有明显的健康风险，也没有先兆症状，不吸烟，不过量饮酒，体重不超标，没有长期高血压，胆固醇数据也基本正常，但他们仍然会发生心肌梗死，现在还不明白到底是什么原因。

冠状动脉搭桥术是冠状动脉缺血性心脏病的有效治疗方法之一。其方法是，取一段自身的正常血管，移植在升主动脉与冠状动脉狭窄病变远端之间。这样，主动脉的血液就可以通过移植血管桥顺利到达冠状动脉狭窄病变远端缺血的心肌，恢复正常供血，从而达到解除心绞痛、改善生活质量的目的。发明这一手术方法的是阿根廷医生——冠状动脉搭桥术之父法瓦洛罗（1923—2000）。其后，格林特茨格（1939—1985）发明了冠状动脉成形术（用球囊扩张狭窄的冠状动脉）。20世纪90年代，Dotter等在冠状动脉成形术的基础上发明了冠状动脉支架植入术，将狭窄的冠状动脉扩张后植入金属支架，以恢复缺血区心肌的血液供应。这一系列冠状动脉手术每年使数百万冠心病患者从中受益。

左利手　右利手

在日常生活中，不同的人会偏爱用某一侧手写字或吃饭（也就是喜欢或习惯用一侧手胜过另一侧手）。习惯用右手者称右利手（右利人），习惯用左手者称左利手（左利人），分别由左、右大脑半球来控制。右利手约占90%，左利手约占10%。究竟是怎样的一系列事件或原因，导致我们这个物种如此压倒性地偏用右手，对此众说纷纭，莫衷一是。

由于"左撇子"的叫法带有歧视色彩，特别是在欧洲，历史上曾称左撇子为"与魔鬼（撒旦）为伍者"，故为许多人所厌弃。"左利手"听起来较顺耳，这一中性称呼应运而生。"右撇子"也被右利手所代替。

左、右利手的形成

研究表明，习惯用右手的人左大脑半球占优势。左大脑半球具有处理语言、逻辑推理、数字运算及分析功能，所以右利手的抽象能力和逻辑性较强。习惯用左手的人右大脑半球占优势。右大脑半球主要处理整体形象、空间概念、音乐、鉴别几何图形及模仿，所以左利手往往节奏感强，空间平衡能力好，更擅长形象思维。

为什么右利手的语言、逻辑推理等功能是在左大脑半球，而空间概念、音乐等功能在右大脑半球？而左利手却几乎相反？因为我们做任何事情都是有"逻辑"的，而各种事情所要求的"反应速度"也不一样，所以就自然而然地分成了"仔细思考"但反应速度慢的"理性逻辑"和"不需要思考"但反应速度快的"感性逻辑"。有些"理性逻辑"会升级为"感性逻辑"，从而快速地进行各种判断。他们各成"系统"，比如"这个东西我看着不顺眼，所以我不要它了"，这些都是"感性逻辑"。而真正的理性逻辑是"为什么我看它不顺眼"？这需要一定的时间观察和思考。

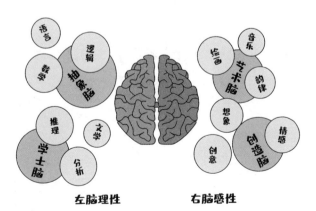

左、右大脑半球在功能上的区别

　　而每个"逻辑点"是要对应特定脑细胞的，既然理性逻辑与感性逻辑各成系统，那么它们所对应的脑细胞也必然是各成系统的。于是人们发现理性逻辑的系统位于左脑，感性逻辑的系统位于右脑。那为什么右利手的理性逻辑系统是在左脑而不是在右脑呢？这是因为左脑相对应的是右手，而对于右利手来讲，右手所获得的"感子"（感觉的最小微粒）比左手要丰富得多，而"理性分析""理性逻辑"是要用到大量感子的，所以自然就找到了感子较多的左脑了。左利手的大脑功能就倾向于相反的方向了。

　　人类中存在着左利手、右利手，这种左右不对称现象，与人脑的不对称有关，特别与存在语言中枢的左大脑半球有密切关系。大多数人认为，左、右利手是人类独有的现象，这正是人类区别于其他动物的重要特征之一。有人认为动物中根本不会存在"左、右利手"现象，因为动物没有语言中枢，也就不存在语言能力，其左、右大脑半球是对称的。但也有不同的说法。

　　对于大多数人来说，左大脑半球有语言中枢，控制的是语言功能，控制语言的同一区域也控制手的动作。语言功能与手功能是分不开的。语言中枢包括书写中枢、运动性语言中枢、听觉性语言中枢和视觉性语言中枢。其中书写是语言的一部分，受书写中枢支配，由手部肌肉完成。如书写中枢受伤，虽然手的肌肉及其运动仍然正常，但写不出公认的字，或写的字正常人不认识或看不懂，称为失写症。可见，大多

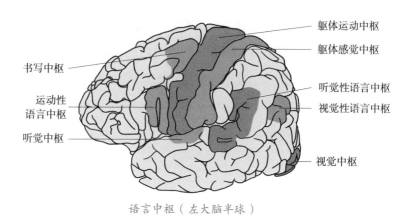

语言中枢（左大脑半球）

数人手的功能依赖左大脑半球。因此，用右手写字就是顺理成章的事了。

临床医生发现，左大脑半球中风的患者，右利手大多数都会失去语言功能。但左利手的中风者却多能保留语言功能，这表明他们的语言功能存在于右大脑半球。这证明脑的语言中枢和用手偏向性存在必然的联系。

右利手的人数占上风也是有历史根源的。纵观古代冷兵器战争，战士总是用左手拿着盾牌，负责保护心脏，右手持长矛大刀，用于攻击敌人。在长期的演化过程中，由于战争持续、频繁，规模和强度不断增加，右手越来越多地受到重视和使用，自然就形成了"右利手"，也就慢慢演化成右手拿枪、拿笔或拿筷子了。

人类的阅读习惯，也是擅长从左边读向右边，因此，书写时当然也要从左边写到右边，而左手持笔则会出现抹墨和遮挡视线的弊端。因此，世界上大多数的文字都是从

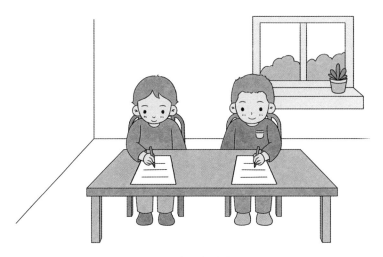

右利手和左利手

左向右书写和印刷的。汉字从字体结构、书写方法上看，就是右手发明创造的，因此适合右手书写。古代汉字是从右侧竖行书写的，但遮挡视线的机会却比较少。书写英文用左手则影响不大，那是因为英文字母与中文方块字笔画书写的方法完全不同。

关于右利手的解释，复旦大学上海医学院的李瑞锡教授从人体工学角度分析是有道理的。日常生活中，几乎所有工具，右手使用最方便，这有解剖学基础。螺钉、螺帽以顺时针方向行进（固定电风扇风叶的螺帽除外）也是右手操作最有力。拧螺帽、驱动螺钉需要前臂重复旋前旋后运动。而大自然为人类设计了巨大的旋后力机制：肱二头肌止于桡骨粗隆，当右肘关节屈曲 90° 时，旋后力最大，能有效驱动螺钉螺帽前行。拆下拧紧的螺钉螺帽时，右前臂旋前便可完成。

在右前臂做驱动螺钉运动时，若用左手触摸右侧肱二头肌肌腹，可明显感知其工作强度！

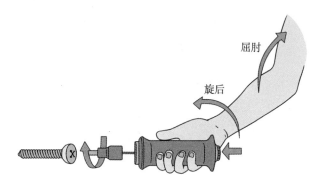

屈肘

旋后

拧螺钉时右前臂的旋后

　　盲文用左手阅读方便还是用右手阅读方便，曾产生争论。盲文文字得到普及是 100 年前的事了。当时受法国医生布洛卡（Broca）左大脑半球为优势半球观念的影响，人们认为所有智能性活动都是左大脑半球更加合适，因此盲文早期就是用右手阅读，左手只是按着每行字的左端，以便在转到下一行时不至于发生差错，仅起到辅助作用。可后来人们发现，长时间阅读盲文，左手不易疲劳，而且速度快。为什么使用左手比右手更好，神经心理学的研究进展为我们提供了令人信服的解释。右利手的盲人使用左手中指阅读时速度快，准确率高，是因为左大脑半球掌握语言功能，右大脑半球掌握空间知觉功能。盲文虽是一种文字符号，但由于看不见它，是通过手的触觉来感知阅读的，所以盲文中的每一点不具意义，点之间的位置关系才具有文字表达的含义，也就是说阅读盲文是依靠空间知觉来完成的。右大脑半球主管空间知觉，所以左手阅读更加出色。看来使用不同的手，触觉效果不同是有道理的。

要说明一点，不论是左利手还是右利手，都会对脊柱产生程度不同的侧弯。右利手的人脊柱上部略凸向右侧，下部则代偿性地凸向左侧；反之左利手的人脊柱上部略凸向左侧，下部则代偿性地凸向右侧。这与写字时的姿势有关，特别是学龄儿童要特别注意写字姿势，以防永久性脊柱侧弯。

动物也分"左、右利手"？

如果是整个动物界都普遍有"利手"的现象，那一定是进化来的，而要进化，就必须有一个相对稳定的"因素"在影响着他们使用"右手"或"左手"。是什么因素呢？那就是太阳！在人类的大部分活动时间里，"物体"只有在我们的右手方向才能得到较多的光线。而在北极地区，光线照射的方向刚好相反，是东南方，人们坐北朝南干活，物体位于左手附近时能得到更多的光线，看到的物体更清晰。出于本能，北极人和一些动物会在"看得清楚"时触碰物体，因此使用左手的频率就高。久而久之便随着进化遗传下来了。北极熊也是"左利手"，因此那里的猎人在猎捕北极熊时通常都会先攻击它的"左手"（左前肢），这样就可以直接削弱北极熊的战斗力了。

日本灵长类专家通过考察非洲的野生黑猩猩群体，指出黑猩猩存在左、右利手。鱼虽然没有手脚，但是它们也有所谓的"惯用眼"，当遇到天敌时，惯用右眼的鱼会往右边逃，而惯用左眼的鱼就往左边逃。鸟类则不仅有惯用脚，它们还有惯用眼。在实验室做动物实验时你会发现，给兔子、大白鼠喂食时，它们总是先用右前爪抓食，因此也是"右撇子"多！

左脑或许在人类进化过程中慢慢地承担起了例行任务，比如觅食，从而让右脑冷静下来，以便探知环境中意想不到的挑战并迅速做出反应，比如正在逼近的猎食者。这一观点在鸟类身上能得到印证，它们更倾向于攻击右眼所见的猎物，这就是常说的"右利眼"。

考古新发现

右利手是什么时候开始形成的？科学家们试图从我们祖先的化石中找到线索。2016 年，《人类进化杂志》发表的一项研究成果中报道，人类学学者发现了右利手的最早证据。有趣的是，这条线索并不是祖先的手化石，而是一块 100 万年前保留着 16 颗牙齿的上颌骨化石。这块化石属于一名成年直立非洲猿人，揭示了右利手的特性是何时以及如何出现的。在这些牙齿化石上发现了大量的横纹。他们利用高倍显微镜来观察这些横纹的特点和方向。有趣的是，近半数的横纹向右倾斜，而左右切牙，右侧切牙和右尖牙向右倾斜的横纹格外多。这是这个猿人的右手在活动中留下的痕迹。他们还提出，布满横纹的这4颗牙齿在绝大多数的劳作中，都起到了帮忙咬住材料的作用。因此，出现向右倾斜的横纹可作为判断右利手的一个证据。

为什么利用祖先的牙齿能确认右利手？我们已经知道，在各种人类化石记录中，没有一套匹配的左右手骨化石，科学家们难以根据手骨的尺寸和形状，来判定祖先们在进行手工作业时喜欢用哪一只手。不过，观察祖先们的牙齿化石就靠谱多了。在化石形成过程中，牙齿往往更容易被完好地保存下来。不仅如此，牙齿化石还能留存划痕、横纹等其他化石难以保存的微细证据，来帮助我们确认祖先的偏手性。虽然看似难以相信，其实，科学家还能依靠牙齿化石来推断祖先们都用双手做了什么。模拟实验结果表明，当一个人用左手和嘴固定材料，用右手进行操作时，会在前右侧牙齿的表面留下向右倾斜的横纹。在制作工具的过程中，左脑逐渐被激活，这能部分说明今天右利手多的原因。

习惯与利手的形成

用左手或用右手也与民族习惯、宗教信仰有关，且有严格分工。在南亚诸国，如印度、尼泊尔和孟加拉国，人们一般都用右手吃饭或敬茶；左手是不干净的，用于上厕所后打扫卫生。因此送给别人或接收别人的礼品时忌用左手，认为这不礼貌。伊斯兰国家的用手习惯类似南亚诸国，右手用来做一切高贵的事，而左手用来做低等、不洁的事。现在许多年轻人热爱体育运动，把左手锻炼得跟右手一样灵活有力是一件很有成就感的事，值得提倡。

我们了解了在中国留学的印度学生的饮食习惯。各个学校为了照顾他们的饮食习惯，都开设了专门餐厅。印度人吃饭的方式还保留着某些传统的习惯。虽然在较正式的场合，人们吃饭使用叉子和勺子（英国殖民者留下的习惯），但在家中，用右手抓食更加痛快和方便。每人面前摆上一个大盘子，盛上米饭，再拌上菜、浇上汤汁，然后用右手稍加混合搅拌，捏成团，抓着送进嘴里，这就算美餐一顿。在印度街头的小吃店以及寺庙里，人们通常用一种类似干树叶压制成的盘子来盛食物，有的餐馆则给每位吃饭的人一片新鲜的大树叶子，用来盛米饭等食物，就座后右手抓起来就吃，既美味可口，又符合环保理念。

西方人吃饭使用双手持刀叉，左刀右叉还是左叉右刀效果都一样，所以养成了习惯，用左手或右手拿餐具、写字都没什么影响。但中国人可不行，大都习惯用右手拿筷子，这是东方饮食文化的特征之一。这种习惯根深蒂固的原因不在于意识，而在于餐具的东西方差异。中国人请客吃饭时习惯坐围桌，用筷子。一个左利手拿筷子夹菜就可能跟左边的右利手邻居"打架"，常常是面面相觑，不好意思；使得左利手只能看准时机才敢动筷子，真不方便！但西方人聚餐用刀叉就不存在这样的问题。

手的动作包括拉、推、扔、接、拧、握、持、摄、搓、摸等，不同的惯用手完成这些动作的方式是不一样的。如有的人扔东西用右手，而接东西用左手；写字惯用右手，但持话筒惯用左手的人也并不少见。还有一些动作需双手协同，如持锹、挥杆、弹筝、吹笛等。单手动作惯用右手的人，双手动作的主导手有可能是左手，因此有些人就练成了双利手。如果考虑腿脚的动作，问题就更复杂了。跳、蹬、踏、蹭时，许多右利手的腿脚动作却以左侧为主导。有的人优势手与主视眼在同一侧，有的在两侧。这些到底是怎么形成的还不清楚。

从儿童的发育过程可以看到手的运动随大脑功能的发育而发展，手的使用也随大脑功能的一侧化而逐渐偏向一侧。儿童在刚学写字的时候，用左手和用右手的概率是基本相同的。小孩子属于哪一种利手到六七岁时才能真正确定下来。一般来说，随着年龄的增长，右手使用率也逐渐增长，2~3岁时激增至79％，以后则缓慢增长，至7岁时为85％。左手使用率随年龄增长相应下降，男孩的下降速度较女孩快。儿童期可能要经过左利手、右利手和右利手、左利手几个循环过程方能固定下来，在此过程中有的可能形成双利手。

在中国，手的两项主要功能——用筷子和写字，最为家长关注，影响左利手人数的主要因素是后天纠正。在儿时用左手写字多在家中被强行扳过来，或在学校被强行纠正，故在校学生全部用右手写字、用筷子，从而成为右利手。西方国家的父母对于小孩子习惯使用左手或右手一般不做太多干预，顺其自然，故有许多用左手写字的人。

有一项研究表明，胎儿在来到这个世界之前就已经在开发运动偏好了。出生后婴儿第一次使用右手或左手将决定一生的偏好。第一次姿势将发展成为一种习惯动作，这一套高度编程的动作模式会深刻地写入大脑中，以后这种偏好习惯不断强化，将在一生中体现出来。虽然在以后的生活中，他／她可能会想改变这种模式，但需要重新编程，且需要数月或数年时间强化。因此，父母早期有意将筷子递到孩子的右手，会让他形成用筷或用笔的习惯。

实际上，左利手还是右利手，与儿童的模仿天性也有很大关系。大人右手拿筷子或写字，耳濡目染，心领神会，儿童自然就养成了右手用筷子或写字的习惯，反之亦然。左利手有左利手的优势。中国几位左利手乒乓球运动员，如世界冠军许昕、王楠就显示出巨大的运动优势。在战场上，亚历山大大帝、恺撒大帝、拿破仑将军等叱咤风云的人物，都是出色的左利手军事家。

不过左利手在工作或生活中可能会有一些不便甚至烦恼。警察佩带枪支按规定必须在右侧，军人敬礼必须用右手，国际惯例是用右手握手，不过这些事左利手都可以很快适应。

左利手能改为右利手吗?

有一位母亲诉说了自己儿子因左利手改为右利手，结果出现事与愿违的沉痛教训。她的儿子上学之前都喜欢用左手拿筷子吃饭，给他东西先伸出左手接，当时也没在意。直到上学，发现孩子用左手写字，感觉麻烦大了。这样不仅遮挡视线，写出的字也歪七扭八，天天叫苦不迭。为了纠正儿子的左利手，两口子真是绞尽脑汁，想尽一切办法。经过不断鼓励、不断提醒，软硬兼施下，孩子总算慢慢习惯了右手拿筷子和写字。但他们惊讶地发现，孩子说话出现了口吃，去医院咨询才知道，左右大脑半球分别控制右手和左手，儿童早期就形成了这种支配关系，如强行改变用手习惯，也会影响到语言中枢，出现口吃。随着年龄增长，儿子的口吃慢慢消失了，但却表现出不自信，常常显得局促不安，有时阅读和书写会遇到困难。她幡然醒悟，简单粗暴地改为右利手，也许弊远大于利，因为人们不大可能转变已形成的书写优势大脑半球。真是强扭的瓜不甜呀！这位母亲奉劝如有类似情况的家长还是放弃幻想吧！

另一位女士发文，感谢恩师丁老师30年前把她的左利手变为右利手，从而改变了她的人生，真是感人肺腑！该女士说自己有一个"毛病"，就是左利手。用菜刀、剪刀，甚至写字都用左手。在昏暗的煤油灯下，丁老师不辞辛苦，手把

手地教她用右手写字，每天两页，日复一日，她用右手一笔
一笔笨拙地写着，几年后终于能熟练地用右手写字了。她下
定决心一定要成为像丁老师那样可以改变学生人生的老师！
功夫不负有心人，后来她真的读了师范学校。毕业后再次见
到丁老师，丁老师不厌其烦地教她用右手写字的一幕幕浮现
在眼前，她叫了一声"丁老师"，禁不住热泪盈眶！

　　左利手到底能不能改为右利手，改为右利手后是福还是
祸、是利还是弊，两位女士得出了截然不同的结论。入乡随
俗，过境问路。根据需要适当改变惯用手，如不需要付出极
其艰苦努力又能实现的话，也不是一件坏事。

社会意识对左利手的偏见

　　在历史上，各种语言文字对"左"有诸多偏见。如在英
语中有"不漂亮、笨拙或邪恶"的意思；在法语中有"坏
的、迟钝"的意思；德语中有"错误的、笨拙"的意思；拉
丁语中有"笨拙的、有害"的意思；印度、缅甸及泰国语中
有"处理排泄物"的意思。后来这种贬义又延伸到左利手身
上。在汉字中，早期"左"只是一个中性词，后来逐步演变
为以左为贵，如入席座位为客左主右。再后来不知什么原因，
左的地位越来越低，如"旁门左道"的说法，"左"就具有
消极意义了，以致影响到左利手。

左利手在招生就业中的困境

国内某些大学的招生章程中有明文规定，因口腔医疗器械制造标准的客观限制，从口腔医学专业学生学习、就业的角度考虑，建议左利手考生慎重报考。有的医科大学的招生章程干脆规定口腔医学专业不招收左利手考生。

首先我们要明白，这不是歧视，而是职业习惯造成的。左利手只是行为习惯上具有特殊性，并不是什么"毛病"。在教育部、卫健委、中国残疾人联合会印发的《普通高等学校招生体检工作指导意见》中并未提出"左利手"的受限专业。

那么，为什么一些医学院校在招生简章中都会对左利手报考口腔医学专业做出限制呢？这是因为，现代口腔医疗器械几乎全部都是为右利手"量身定制"的，如牙科椅位、器械、医生的工作台和座椅相对患者的方向等，其实电脑鼠标也是为了满足右利手的需求。尽管经过长时间的锻炼，左利手也能够适应，但在有大量右利手的前提下，没有谁会费心、费力和费时间去"培养"左利手。所以，如果想从事口腔专业，左利手必须尽快提高右手的技能，右手必须能够熟练使用器械，这对于左利手来说，其难度不可小觑，所以这个专业通常不招左利手考生也是可以理解的。

但也有例外。左利手并不一定等于"左不利手"。一位罗医生直言，因为自己是半个左利手，拔左下智齿用左手感觉更加方便。更神奇的是，北大口腔医院著名的牙种植专家林野教授就是用左手做种植，干净利落，精准美观，有人猜测他的设备和器械可能是定制的。所以如果你是左利手，又没有专用定制设备和器械，还是要学会左右开弓。

临床医学专业一般对左利手考生没有特别限制，但是在临床实践中，左利手医生还是会有很多不便。比如在医师职业考试实践操作时，要求考生必须站在患者的右侧，以利于右手操作；在打结时要用右手，否则会打成反结。如果左右手都可以灵活操纵器械，在特殊情景下，可能你还有一定优势。

一位妇产科医师诉苦道：手术时，除了极个别仁慈的上级医生"放纵"我用左手外，其他医生都要求我改用右手，甚至在手术台上直接敲打我的血管钳，让我立马改成右手。最为难堪的是和主刀配合，常与主刀手碰手或挡着主刀的视线。护士给你穿针的方向也不一样，就连我缝皮时其他医生都觉得别扭。但是换成笨拙的右手根本不听使唤，连打结都颤颤悠悠的，你们想想平时用左手拿剪刀的感觉就知道了。总之，在手术室左利手真的不方便。其他人为什么要迁就你？就因为你是左利手？我已经在慢慢改了，可是很难，多年的习惯不是说你努力就能马上做到的。

所以，如果你是左利手，未来报考大学医学专业时，一定要慎重考虑！

到目前，关于左、右利手形成的说法，诸如进化论、基因遗传论都相互矛盾，不用太介意。有学者认为左利手更容易犯罪，对左利于的矫正是对犯罪的预防和教育措施等等，这种论点非常荒谬，是对左利手的偏见。犯罪主要是受不利的社会、经济、教育、家庭等多方面综合因素的影响，与生物学因素没半点关系，也与性别、种族、年龄、地域无关。也没有事实证明左利手聪明还是右利手聪明，左利手敏捷还是右利手敏捷，左利手长寿还是右利手长寿，不必刻意为之。

　　人不是视觉、听觉、嗅觉或触觉最敏锐的动物，不是最大的动物，不是最强壮的动物，更不是跑得最快的动物，只有那神奇的双手与控制手的至高无上的大脑才是世间独一无二的。

　　　　　　　　——格兰特（加拿大著名解剖学家）

生命之树

笔者在给医学院临床专业学生讲授《系统解剖学》的最后一堂课时，展示了"生命之树"的两幅图（一个器官的两面）（见彩插），我向同学们提问："这是哪个器官的血管？血管的来源和分布有什么特点？答对有奖！"下课时间快到了，大家或左顾右盼，或面面相觑，没有一位同学回答出来。这不能怪同学们，这么一个与每个人的生命密切相关的器官，在《系统解剖学》中也没有相关内容。这是因为在人体内根本就没有这个永久器官，也可以说它是生命过程中一个过渡性的、至关重要、不可或缺的器官。

"生命之树"的来历

"生命之树"的红蓝色树干发出的细枝，似春天的柳絮在微风中轻轻摇曳，美不胜收。"生命之树"展示的是人类胎盘血管的铸型标本，众多细絮面（微血管）朝向母体子宫壁，光滑面朝向胎儿（见彩插）。红、蓝色血管扭曲盘旋而上，发出许多分支。在"生命之树"标本中，蓝色的代表脐动脉，红色的代表脐静脉。这是因为脐动脉内流动的是胎儿静脉血，脐静脉内流动的是胎儿动脉血，以提醒学生，动脉内不一定流动的是动脉血，静脉内也不一定流动的是静脉血。肺动脉和肺静脉内也是如此。全身其他血管则是动脉、静脉内分别流动着动脉血和静脉血，故铸型标本中红色代表动脉，蓝色代表静脉。

铸型标本由液体塑料灌注而成，其方法大概是：将红、蓝色液体塑料分别注入刚刚分娩出的胎盘的静脉和动脉管腔内，塑料凝固后，用自然腐蚀法去除胎盘软组织，剩下的就是血管内的塑料，代表血管的分布。

胎儿代谢后的血液成为静脉血，经两条脐动脉流入胎盘，将代谢废物交给母体来的血液，排出体外，同时从母体血液中得到氧气和营养物质，静脉血成为动脉血，经脐静脉回流到胎儿，这一过程周而复始，循环不断，直到胎儿出生，脐带结扎为止。

我用 5 分钟的时间给同学们大致讲述了胎盘的血液供应特点，补上了这一课。

胎盘的作用

科隆博（1515—1559）创造了 placenta（胎盘）一词。胎盘是哺乳动物胚胎发育中最早形成的器官，是胚胎组

织与母体组织的结合体，胎儿的营养物质、气体和代谢产物
是通过脐血管和胎盘与母体进行交换的。因此有人称脐带是
胎儿生长发育过程中的生命通道，胎盘则是废物处理站和营
养物质供应站。

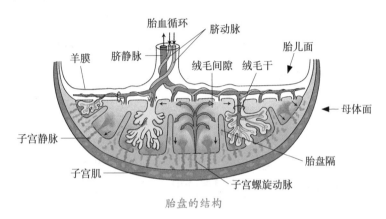

胎盘的结构

　　正常足月妊娠的胎盘呈圆形或卵圆形，直径 16~20cm，
重 450~550g，约为胎儿体重的 1/6。胎盘重量的 1/5 为
血液。

　　脐带表面有羊膜包绕，呈白色，表面光滑，直径 2cm，
长 50cm。脐带过长或过短都不利于胚胎的生长发育。过长的
脐带缠绕胎儿肢体或颈部，影响发育，可能是流产的原因之
一。脐带内有 2 条脐动脉，1 条脐静脉，相互紧密攀绕。血
管周围有半透明基质，又称华通胶（Wharton's jelly），保
护血管。在子宫内，母体的和胎儿的血管在各自封闭的管道
内循环，有胎盘屏障（两套血管间的隔膜）相隔，互不混淆，
也就是说双方保持独立性。胎盘屏障具有选择性的物质交换

功能，从而保证胎儿的正常生长发育。某些药物或风疹病毒可通过胎盘屏障进入胎血中，影响胎儿某些器官的发育而出现畸形。细菌不能通过胎盘屏障。母体血中所含抗体能进入胎血循环，使胎儿得到某些疾病的被动免疫力。

羊膜形成密闭的羊膜囊，囊内充满羊水。孕8周时羊水量约50mL，34周时约1000mL，而后逐渐减少。脐带和胎儿都在羊水的"海洋"中生长，这个温暖又安全的内环境成为胎儿生命不可或缺的重要因素，直至出生时羊膜破裂，胎儿、羊水、羊膜及相连的胎盘一同娩出。所有的陆地生物都是从海洋中爬上岸的，人类也不例外。人类胚胎在子宫内的发育过程类似亿万年哺乳动物上岸前的整个进化过程，即在安全的水环境中生长发育。这种胚胎孕育模式的成活率要比其他孕育模式高得多。

人体的进化真是神奇。胎儿出生后，胎盘并没有马上随胎儿一块娩出，在这短暂的时间内，脐带血管一直在搏动，以使胎盘内的血液尽可能多地流入新生儿体内。如在胎儿娩出后立马剪断脐带，则新生儿血的1/3将留在胎盘内。若胎儿娩出3分钟后剪断脐带，则胎盘能向新生儿输血80mL，留在胎盘内的血将大大减少。待脐带血管搏动结束后剪断脐带，由于母体激素水平的变化，胎盘会慢慢从子宫内膜脱落娩出，如一切正常，仅有少量出血。若子宫收缩缓慢，胎盘剥离面的子宫血管断端不能尽快闭合，会不断出血，这就是临床上所说的"产后出血"，必须采取相应的措施，尽快终止出血。

由于脐带结扎，血液循环途径将发生巨大变化。新生儿第一声啼哭，预示着肺内肺泡和血管全部开放，肺开始自主呼吸，空气中的新鲜氧气进入血液，静脉血变为动脉血，进入左心房、左心室，再经主动脉输送到全身。胎儿血循环过程中的脐静脉、脐动脉以及房间隔、动脉导管逐渐闭合，而分别变成肝圆韧带、脐动脉韧带（索）、卵圆窝和动脉韧带。出生前、后血液循环的最大不同是，出生前胎儿通过胎盘获得氧气和营养物质，也通过胎盘排出二氧化碳和代谢产物；出生后新生儿通过肺循环获得氧气，排出二氧化碳，通过消化道获得营养物质、水分（母乳），通过消化道排出粪便，通过皮肤、呼吸道和泌尿器官排出代谢产物和水分。

胎盘异常的情况也不少见。常见的有：前置胎盘，即胎盘像小帽子那样附着在子宫颈内口的上方，影响胎儿娩出；胎盘早剥，胎盘在胎儿娩出前，部分或全部与子宫壁剥离；胎盘残留，指胎儿娩出后5~15分钟，最晚不超过30分钟，仍有一部分胎盘滞留在子宫内。这些异常都会导致产后大出血。

脐带血干细胞

近几年脐带血干细胞的研究热火朝天。脐带血内含有大量干细胞，是向其他细胞分化的万能细胞。脐带血的采集是在新生儿出生后，在脐带断端，将针头插入脐静脉胎盘端，采集脐带内残留的血液，存放在零下196℃环境内，直到有患者需要时再取出。脐血干细胞有两种用途：一种用于适合干细胞移植的与供血新生儿无血缘关系的患者；另一种用于将来婴儿本人或亲属的不时之需。1988年，脐带血移植首先在法国巴黎一家医院应用，获得了较理想的效果，让人们看到了希望的曙光，但临床常规应用之路可能还很漫长。

哺乳动物胎盘的进化

哺乳动物胎盘的出现是脊柱动物演化史中的重要环节。2002年4月25日，我国辽宁省凌源市新发现的约1.6亿年前的攀援始祖兽化石，被确认为世界最早的有胎盘的哺乳动物化石，是今天所有哺乳动物的祖先。有胎盘的哺乳动物从古老的爬行动物的卵那里继承的尿膜与母体子宫相接触，接触区即成为胎盘。胎盘是保证胎儿从母体取得营养的纽带。有了胎盘，人的孕期为280天，虎的为100天，大象的为612天，从而保证了胎儿能够发育成熟。

袋鼠为没有胎盘的胎生。由于没有胎盘，胎儿与母体的联系不紧密，不能从母体获得充足的营养，因此袋鼠的怀孕期只有约30天，属于"早产儿"。雌性袋鼠有育儿袋，里面有4个乳头，怀孕约30天时生下长2cm，重约1g的小袋鼠。小袋鼠看不到东西，靠灵敏的嗅觉，沿着妈妈舐出的道路爬进育儿袋，靠吸吮乳汁进一步生长发育，直至能独立生存为止，这个过程大概需要 200 天。

胎盘有什么用处？

胎盘是否有治疗作用，有多大治疗作用，支持者和反对者见仁见智。中医认为，胎盘是中药里的紫河车，属血肉有情之品，具有温肾、益精、补气、养血之功效。有人还认为吃胎盘可提高生育能力。现代药理研究表明，紫河车有调节免疫、抗感染、抗缺氧和耐疲劳作用，但来源于人新鲜胎盘的安全问题突出，需要经过加工炮制杀灭病原菌，方可入药食用。从人体胎盘中提取的人胎素，其精华为小分子肽类物质和促进细胞活化因子，对提高免疫力、抗老化和美容可能有效，但不良反应多，国内正规的医疗机构都不提供相关治疗。

反对的意见认为：①伦理问题，胎盘是人体的一部分，不能食用。②胎盘确实含有丰富的蛋白质、微量元素等，但是在煮熟后，绝大多数营养成分已被破坏；如果不煮熟，会存在安全隐患，因此不主张食用胎盘。

很多欧美国家的男人有吃掉自己妻子胎盘的习俗，将胎盘与香蕉、牛奶混合，做成烤饼。他们相信胎盘本身含有很多营养素及激素。若是产妇吃自己的胎盘，还能防止产后忧郁症。不敢直接吃胎盘的人，会把胎盘脱水干燥后，磨成粉做成胶囊吞服。

不同国家或民族对胎盘处理的习惯不同。有的民族习惯将胎盘深埋地下，可以确保孩子长命百岁，他们认为如果胎盘被动物吃掉，孩子会生病甚至夭折。有的民族将胎盘埋在自家的房子旁，以确保孩子健康成长。俄罗斯人崇尚胎盘，会将胎盘在当地教堂内展示，认为这样会提高女性的生育能力。东南亚一些沿海国家的部落认为，胎盘与羊膜来自海洋，应该回归海洋，他们将胎盘放入坛罐或棺材内，投入大海（水葬）。有的民族将其焚烧（火葬），实际上，火葬是处理胎盘的一种安全、环保的好方法。有的民族认为胎盘与树木生长方式接近，与海洋无关。胎盘血管就像一棵生命之树，深深植根于大地母亲的沃土中，如将胎盘埋葬在树下（树葬），也象征着孩子与树林之间建立了生命纽带。胎盘营养丰富，会使大地的树木枝繁叶茂，生机盎然，地球村的自然环境会更加美丽。

动物的胎盘

胎盘对某些动物可能有用。我们常常看到，有些动物，包括人类的近亲黑猩猩，会在产后将自己的胎盘吃掉。这种行为能补充营养，促进乳汁分泌以及弥补产后黄体酮水平下降对母体产生的不利影响。还有两种说法很有道理，一是在长期的自然竞争和躲避天敌的过程中，食草动物都尽可能少地留下有自己明显标志的痕迹，避免天敌循着胎盘发出的气味找到产后虚弱的母畜和不能自我保护的幼崽，吃掉胎盘就是一种自我保护行为；二是在动物怀孕过程中，母畜积累了许多信息素类物质，这些物质在胎盘和胎衣上均有残留，母畜舔舐胎衣和吃掉胎盘的过程也是一个辨别自己后代的过程。

另一种奇怪现象是母畜产后抛弃幼崽。有一档电视台的节目说过，一只刚出生的幼象被母象抛弃，人们都怀疑母象的判断出了问题。结果小象被人工抚养三个月后死亡，解剖发现小象患了先天性心脏病。看来母象对幼象身体状况的判断比人更清楚，它们为优胜劣汰做出了最佳选择，或许是天性使然。

我们不能没有疼痛

疼痛是人体受到创伤或刺激，或因情感而产生的一种不舒服的感觉。疼痛虽令人不快，但生命可能因此得以保护。我们绝不能放任疼痛不管，但万万不能没有疼痛。疼痛来自疾病，痛苦来自内心。因为认知不一，决定了人们消化疼痛和痛苦的半衰期长短不一。

什么是疼痛

国际疼痛学会定义疼痛为：与潜在的或现存的组织损伤有关联的一种不愉快的感觉和情绪上的体验，是临床上常见的症状之一。疼痛被称为人体第五大生命体征，是人类对于潜在或已存在损害的一种重要提示、警告，长期疼痛会影响人们的生活质量。

感知疼痛的结构原型，也就是使身体感知危险信号的雏形在几亿年前就已经存在了。当遇到危险信号时，或掠食者撕咬自己时，疼痛就会迅速警告："快跑！"这比什么都重要。疼痛就是告诉你"有危险"的信号。正是由于这种特别不舒服的信号，我们的祖先才得以逃脱危险，用这种反应来保护自己，实际上现在也是这样。

原始感受器是复合的，各种感觉之间的区别不明晰，后来分别进化出痛觉、触觉及温度觉感受器等，各司其职。人类把新旧两套设备的功能都保留下来了。当你光脚踩到钉子上的瞬间就立马感到很痛，这是进化的新痛觉感受器的作用，稍后感到的隐约作痛则是原始感受器的作用。

疼痛是每个人一生中体验最早和最多的主观感受，当皮肤受到伤害时，神经末梢就会产生疼痛信号，之后迅速传递到大脑，大脑经过瞬间分析，开启人体的自我保护机制，促使人们做出反应，避开伤害，也可以增强一个人的意志力。实际上，人体受到伤害时会无意识地瞬间避开危险源。

外科的基石是解剖、麻醉、消毒和止血。麻醉与止痛有关。绝大多数疾病都涉及疼痛，表现五花八门，或瞬间消失，或伴随终生；或轻如蚊叮，或重如刀绞；或局部，或全身；或刺痛，或酸痛；或定位精准，或弥漫模糊；或痛不欲生，或心烦意乱。林林总总，因疾病而异，但传导环节的模式都是一样的。各个部位对疼痛敏感程度不同，如针扎指尖疼痛难忍，因此人们常说"十指连心"，那是因为指尖的痛觉神经末梢十分丰富。

疼痛感受器

从解剖学上讲，疼痛传导有 5 个环节。疼痛感受器广泛分布于人体的所有器官内，没有血管分布的地方也有痛觉神经分布，如角膜。各部位疼痛感受器分布的密度差异很大。让我们看一看这 5 个环节吧。如针刺手指，感受器受到刺激后将这种机械刺激转化为电信号（神经冲动），经传入神经传到脊髓，再上传到大脑的疼痛中枢，产生疼痛。同时信号从脊髓直接经传出神经到达效应器，不自主地迅速产生相应效应，以避开危险。如果你试图强忍着不反应是另一回事。试想，你受到伤害而没有疼痛，后果将会是什么样？你的手蹭到热火炉，不感到疼痛，不产生反应，手将会严重烧伤；你的脚被铁钉扎伤，不感到疼痛，不能及时处理，会感染化脓或导致破伤风；你的阑尾发炎，不感到腹痛，时间久了会阑尾穿孔，出现化脓性腹膜炎；你的冠心病发作了，不感到胸痛，很快就面临生命危险；等等。为什么会没有疼痛？是因为前 3 个环节中的任何一个环节出了问题，都会没有疼痛反应。疼痛感受器出了问题，感受不到刺激，就不能产生神经冲动；感受器正常，而传入神经损坏（如周围神经损伤），不能把感受器产生的痛觉冲动传到中枢；中枢病变，不能接收神经冲动，就不能产生痛觉。没有痛觉，自然就没有反应了。

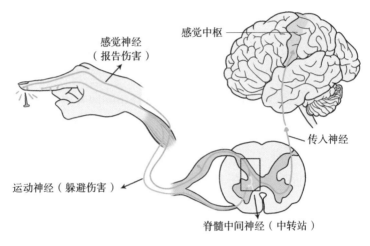

感觉神经
（报告伤害）

感觉中枢

传入神经

运动神经（躲避伤害）

脊髓中间神经（中转站）

痛觉传导通路

　　疼痛可分为躯体痛和内脏痛。前者的感受器分布于皮肤、肌肉、肌腱和关节，如皮肤受伤出现的疼痛、腰扭伤出现的腰痛；后者的感受器分布于内脏，如胃溃疡出现的胃痛，心肌梗死出现的心绞痛。躯体痛定位明确，即我们能清晰感受到病变的部位。内脏痛时，人们往往对疼痛的具体部位感觉模糊，并且向远距离放射。如阑尾炎时疼痛可放射到整个腹部；胆囊炎时，不但局部疼痛，还放射到右肩部；心绞痛时不但心前区疼痛，左臂部也有感觉。这会给我们错觉，这病到底在哪里？这就是解剖学上的"牵涉性痛"，是由于病变器官与牵涉部位的皮肤感觉传入脊髓的同一节段，当病变部位的信号上传到大脑后，大脑误认为是两个部位同时传过来的信息，故两个部位都有痛觉。

得病的信号很多，但最为敏感的是疼痛，这是人类祖先为了活命而具备的一个功能遗传了下来。各种疾病，包括创伤、炎症、缺血、肿瘤等，只要影响到感觉神经都会产生疼痛。对于疼痛，最重要的是迅速给予反应。日常生活中不经意间就会产生疼痛，原因可能很复杂，也可能很简单，因走路或睡姿不合适都能导致腿痛、腰痛、脖子痛。疼痛可引起心理上的应激，出现愤怒、焦虑，甚至抑郁状态。也会使肌肉痉挛，心率和血压上升，呼吸加快，严重时会出现休克，甚至死亡。慢性疼痛可持续数月、数年，甚至伴随终生。有的急性疼痛应及时就医，但不能马上止痛。如腹痛难忍，但医生在查到疼痛原因之前不能首先用止痛药止痛，而是要找到疼痛的根源，以免误诊，确诊后立马止痛并采取相应的治疗措施。过去常说"病人腰痛，医生头痛"，就是指有些部位疼痛的原因很多，有的一时查不出是什么病，医生只能对症治疗。有些精神因素（癔证）引起的疼痛更难以确认。

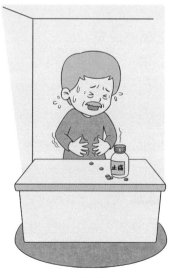

癌痛

疼痛是一种症状。绝大多数晚期癌症患者所面临的最大痛苦就是疼痛（癌痛）。与普通疼痛相比，癌痛剧烈，持续时间长，伴有心理障碍（紧张、焦虑、失眠、抑郁、绝望）。癌痛到底有多痛？你看看就知道了，疼痛分为10级，1~3级为轻度疼痛，刀割疼痛为6级，电视剧中的容嬷嬷针扎丫鬟疼痛则为7级，分娩疼痛是8级，而癌痛为10级，表现形式为钝痛、胀痛或绞痛，甚至痛不欲生。癌痛应及时控制，主要是药物镇痛，达到无痛睡眠、无痛休息和无痛活动，以提高患者的生活质量。

按中医讲，疼和痛是有区别的，开放的、尖锐的病为疼，疼是病字旁里面有个冬字，冬季是冷的，用冷的方法治疗，如关节扭伤或牙疼用冷敷。沉重的、封闭的病为痛，痛是病字旁里面有个甬道的甬，甬道不通就会痛，用温热的药治疗，以打通甬道。比如肚子痛，多为胃肠痉挛、胃肠炎，热敷一下就能止痛。汉字、中医真是博大精深！

止痛的历史

自古以来，人们止痛的方法很多。6000年前，酿酒师偶然发现酒的刺激会导致感觉迟钝，能掩盖疼痛的刺激。古埃及有用魔法、咒语麻醉止痛的。传说上古时期甚至将病人绑在"手术台"上，用冰冻的方法冻僵后做手术，多么恐怖！公元前220年，针灸止痛技术已经成熟。2世纪中叶，华佗用"麻沸散"使病人失去知觉，能够做刮骨疗毒这样的大手术。19世纪初，日本的华冈青洲使用"麻沸散"完成了上百例乳腺癌切除术，这是中医外科麻药在临床应用传承的有力证据。中世纪时欧洲人用鸦片、大麻或曼陀罗花等麻醉止痛，但极易成瘾。

19 世纪后期，美国一些人使用乙醚来缓解疼痛，最早使用乙醚作为麻醉药应用于手术的是美国医生隆恩。机会总是赐予有准备的人。隆恩在朋友家的一次聚会中发现，与会的朋友吸入乙醚后兴奋不止，即使摔得鼻青脸肿也不会叫痛。隆恩受到启发，在一次手术中使用乙醚麻醉，病人没有感到疼痛，手术非常顺利。在此基础上，牙医莫顿发明了乙醚雾化器，更加方便和安全，被广泛应用于临床。从此病人不再因手术切割的疼痛而挣扎和尖叫，使得医生能够在平静的身体上细心专注地做手术。后来欧洲人选择氯仿作为麻醉药在手术中应用也获得成功。20 世纪初，出现通过静脉注射的麻醉药。麻醉药局部注射能够使某一特定部位麻醉，使手术更加方便和安全，但手术时间不能太长。

手术、技术操作（胃肠镜检查、各种穿刺等）都需要麻醉，针对手术的性质、部位或病人年龄，采用局部麻醉、全身麻醉，使局部或全身暂时失去知觉，以达到安全的目的和止痛的效果，这些由手术室麻醉科实施。一台手术成功与否，主要取决于主刀医生和麻醉师，这一点也不假。良好与适当的麻醉是一台手术成功不可或缺的要素。

目前，疼痛治疗已相当专业化，为了有针对性地治疗不同类型的疼痛，各大医院相继成立了疼痛科和胸痛中心，专门治疗诸如椎间盘突出所致的腰腿痛和冠心病所致的心绞痛等疼痛。

心灵的窗口

在角膜的后面有一层薄薄的膜叫虹膜，虹膜中间的小孔称瞳孔。

人体中最富诗意的解剖学名词就是虹膜了。传说古希腊神话中的女神 Iris（伊丽丝）从东方飞到西方，将人间众生的祈求、幸福、悲哀、怨怒和祝福传递给神灵，再将神灵的旨意和祝福传给人间。Iris 飞过天空时会留下一道色彩，形成天地间的彩虹，因此被称为彩虹女神。在古希腊人看来，眼睛内的虹膜光照时呈现出五颜六色，好像天地间的彩虹，因此就用彩虹女神 Iris 的名字命名虹膜，这就是英文 iris（虹膜）的来历，古希腊人真够浪漫的！

人类 70%~80% 的外界信息来自这双眼睛，实际上灵长类动物都是以视觉摄取外界信息为主的。在天黑之后 1 分钟，人眼对光的敏感性可增加 10 倍，20 分钟后增加 6000 倍，40 分钟后可增加 25000 倍。视力好的人，在漆黑的夜晚可看到 1000m 外飞行中的萤火虫发出的微光。物体折射的光线进入眼内只需 0.002 秒即可识别。

虹膜和瞳孔

眼睛能反映一个人的精神面貌。内心善良、纯真、聪颖和智慧的人，目光明亮、纯洁、深邃；内心空虚、狡诈或狂妄的人，目光会显得黯淡、浑浊或浅薄。大文豪托尔斯泰在作品中描述过数十种不同的眼神，用来揭示人物的内心世界。

而最能反映内心世界的还是瞳孔。瞳孔也叫"瞳仁"，是光线进入眼内的门户，也就是人们所说的心灵窗口。人的瞳孔呈圆形，两侧等大。正常瞳孔的直径为 2.4~5.6mm，小于 2mm 为瞳孔缩小，大于 6mm 为瞳孔扩大。用药物缩瞳或扩瞳时，最小可到 0.5mm，最大可达 8mm。瞳孔大小与年龄、性别、生理状况、外界刺激和情绪等因素有关。一般来说，老年人瞳孔较小，青春期瞳孔最大；强光照射时瞳孔会缩小；在暗环境里瞳孔会散大；深呼吸、脑力劳动或睡眠时瞳孔会缩小。当有某些疾病时，瞳孔也会变化，如颅内血肿、煤气中毒等；使用阿托品时，瞳孔散大；有机磷中毒或使用吗啡时，瞳孔缩小。有的人有双瞳孔。壁虎的瞳孔为一纵向缝隙。狐狸和猫的瞳孔呈一条竖缝，山羊的瞳孔为一条横缝。缝的方向可能与动物需要以高敏感度察觉猎物的运动方向有关。

我们都知道指纹是人体独特的识别标志，其实人的虹膜也是每个人最独特的结构之一。虹膜识别是利用虹膜终生不变和个体差异的特点来进行身份鉴别的一项高新技术，它采用光学手段，非接触采集虹膜图像，通过计算机图像处理技术对虹膜图像进行识别，误识率仅为 1/120 万，是各种生物特征识别方法中错误率最低的。目前世界上还没有发现虹膜特征有重复的案例。

瞳孔就像照相机里的光圈一样，可以随光线的强弱而变大或缩小。我们在照相的时候都知道，光线强时把光圈开小一点，光线暗时则把光圈开大一点，始终让适量的光线通过光圈进入相机，使底片曝光。瞳孔也具有这样的功能，只不过它对光线强弱的适应是自动完成的。实际上，眼睛更像摄像机，因为人眼所看见的物象都是一个流动的状态。

在虹膜中有两种细小的肌肉：一种叫瞳孔括约肌，它围绕着瞳孔周围呈同心圆排列，主管瞳孔缩小；另一种叫瞳孔开大肌，在虹膜中呈放射状排列，主管瞳孔的开大。这两种肌肉相互协调，彼此制约，一张一弛，以适应各种不同的光线环境。瞳孔还是前后房水的通路，一旦闭锁，就会使眼内房水的流通发生障碍，从而造成眼内压升高。

美国心理学家赫斯发现，瞳孔的变化可以反映一个人的情感变化。一天晚上，赫斯在明亮的房间里躺在床上翻阅一本精美的动物画册。夫人惊讶地发现："亲爱的，你的瞳孔怎么大起来了？"赫斯照镜一看，真的！临睡时，赫斯若有所思，瞳孔的变化是否与情绪有关？随后他进一步的实验证明，人们在看到高兴或感兴趣的东西时，瞳孔会放大；而看到让人害怕、讨厌或恐惧的事物时，瞳孔会缩小。

北宋时期，有人送给欧阳修一幅名画，画卷上是一丛盛开的牡丹及一只淘气的小猫。欧阳修观赏后没有看出其中的奥妙，就挂在书房里。这天欧阳修的儿女亲家吴育丞相来访，看后大加赞赏："这是正午牡丹啊，画得好，画得好！""怎么见得是正午牡丹？"欧阳修不解地问。"你看，牡丹花瓣在太阳正午时略微发蔫，更重要的是，猫眼瞳孔早晚是圆的，正午时才眯成一条线。"欧阳修听后佩服地点了点头。瞳孔为"正午"这一时间概念提供了可靠的佐证。

瞳孔变化也是心理活动的写照。法官在审讯犯罪嫌疑人时，总是紧盯着他的眼睛，如果他讲实话，瞳孔就比较正常，说明心里平静，如实坦白；如在撒谎，因心情紧张则瞳孔会散大。据说从前有些珠宝商会精准地利用瞳孔的变化，揣摩出顾客的心理变化。当顾客在挑选珠宝时，他会一直盯着顾客的瞳孔变化，来断定其是否对某件珠宝产生兴趣，然后再决定向买主索取多高的价位。因为人看到心仪的珠宝时，不免会心情激动，瞳孔也随之散大，这就等于把自己的内心想法和盘托出。日常生活中，有的精明人会"看眼色行事"，也是利用对方瞳孔的变化而随机应变的。

如某人对未来的事业或生活充满希望或信心，你隐约会看出他的瞳孔里放出憧憬的光芒。当两人怒目相对时，常形容强势一方枪口似的双眼瞄准对方的瞳孔。这些都是心理活动在瞳孔上的真实写照。

由瞳孔传来的各种信息，对眼科、神经科的诊断，确定病变部位、治疗及了解预后都有重要的意义。

眼底是眼球壁的内表面，使用检眼镜通过瞳孔可清楚看到眼底的血管，这是人体内唯一能直接看到的活体血管。眼底是展示一个人健康的"橱窗"，颅内肿瘤、肾炎、高血压、动脉硬化、糖尿病等都会引起不同程度的眼底改变，最典型的是动脉硬化。小儿无法用语言清楚表达颅内或眼内病变带来的痛苦，而眼底检查是一种较为客观可靠的方法之一。

角　膜

角膜位于虹膜和瞳孔的前面，无色透明。角膜内没有血管和淋巴管，但有十分丰富的感觉神经末梢，反应敏感，如遇外伤或感染，则疼痛难忍。如有异物接触角膜，眼睑便会不由自主地快速闭上以保护眼睛，这称为角膜反射。日常通过自觉或不自觉地眨眼，使泪液湿润角膜，防止干燥，并提供营养。深度昏迷的患者，不能自主眨眼，角膜长期暴露在空气中，表面干燥，易出现暴露性角膜炎。

角膜的外表面由 6 层细胞组成，如损伤只涉及表层，会很快修复，不留瘢痕。如损伤深层结构，将不可避免地出现瘢痕，失去透明度；如瘢痕正好位于瞳孔正前方，遮挡视线，可造成失明，这就是角膜移植的适应证。角膜为免疫赦免器官（无排异反应），不需要进行手术前的配型，故角膜移植是异体器官移植开展最早，也是最易成功的手术。

异体角膜移植仍受困于角膜来源。我国有 200 多万人在等待角膜移植，但因供体角膜缺乏，每年角膜移植手术仅 1 万多例。全球首个"人工角膜"已在我国研制成功，临床应用效果已经接近捐献的人体角膜，有望为角膜来源打开一片广阔天地。

黑眼睛 蓝眼睛

现代人自由迁徙，在国际大都市熙熙攘攘的人群中可以看到不同肤色的人，其中黄种人是黑眼睛，白种人是蓝眼睛，实际上这是指虹膜的颜色。原始人类住在地球上的不同纬度，导致虹膜内的黑色素含量不同，以适应环境。也就是说，住在赤道附近日照强烈的地方，虹膜黑色素多，就呈黑色或茶色；远离赤道的人，日照较少，虹膜黑色素少，就会是蓝色和绿色，一代代遗传下来。在北欧，蓝眼睛的人居多，黑色素少就会有更多的阳光进入眼内。不过，在强阳光照射下，无论黑眼睛还是蓝眼睛，都需要佩戴墨镜以保护眼睛。

阳光里含有各种各样的光，照射到地球所有的物体上，然后反射回来。这种反射回来的光进入眼睛，我们就"看到了东西"。因此，没有光就什么也看不到。能感知光的是眼球内视网膜上的感光细胞。视网膜位于眼球壁的最内层，有

1 亿多个感光细胞，它将信息处理后传入大脑。感光细胞分为视锥细胞和视杆细胞，感受强光和色彩的是视锥细胞，约800 万个，通过对光的吸收率来识别红、黄、蓝颜色，负责分辨白天或明亮处物体；感受弱光和黑白影像的感光细胞是视杆细胞，约 1 亿个，负责分辨夜间或阴暗处物体，但只能识别黑白色。实际上，在哺乳类动物中能够享受五彩世界的只有人类和猴子。

房间忽明忽暗的时候，瞳孔通过缩小、开大来调节到达视网膜的光量。我们从黑暗的地方走到明亮的地方时，一瞬间会感到耀眼，但很快就适应了，这是明适应。反之，从明亮的地方走到黑暗的地方时，暂时什么也看不清楚，过了几秒就适应了，这是暗适应。明适应比暗适应快。

人的虹膜颜色不同，看到的东西是否一样？严格地讲，进入眼内的光量不同，会产生微妙的颜色差异，但总的来说，看物体的颜色、形状都没有差别，因为负责颜色识别的是视网膜的感光细胞，与虹膜的颜色没有关系。

老年性白内障

一些 70 岁以上的老年人感觉眼前有一团白雾，视力模糊，这是为什么？人们能够看清物体还与晶状体有关。晶状体位于瞳孔后方，呈椭圆形，没有血管和神经，无色透明。光线通过角膜、房水、瞳孔、晶状体、玻璃体到达视网膜。

晶状体内的蛋白质会随着年龄的增加逐渐发生变性浑浊，从而使通过瞳孔过来的光线难以到达视网膜，视力就会一步步下降，甚至失明，这是老年性白内障的结局。

白内障这个词源自希腊语 kataraktes，原意是闸门，阻挡视线的屏障。手术治疗白内障的历史已有 2000 多年，考古学家在中国、印度和希腊等地发现了用于角膜切开和浑浊晶状体移位的指南和器械。到了 17 世纪，这种白内障针拨技术在欧洲已经相当普及，实际上是把浑浊的晶状体推至眼球的深面，患者可以看到东西，但模糊不清，因为失去了晶状体的折光作用。

如果出现晶状体浑浊，又没有有效的药物治疗，那么人工晶状体植入是最佳的治疗方法。其方法安全简便，大概是在角膜缘做两个切口，分别置入分离晶状体的器械和晶状体乳化器超声探针。乳化器超声探针每秒能产生 4 万次振荡，晶状体在超声波的作用下被击碎成乳糜状吸出，医生将柔软而韧性十足的人工晶体对折，就像是一张对折的小煎饼，通过切口送入原来晶状体的位置，最多 8 分钟，术后不仅能马上恢复视力，而且不需要佩戴眼镜。

古希腊人认为视觉来自眼球内部燃烧着的圣火，而晶状体则是将能量传递到大千世界的发射器，将眼睛的功能与日月的作用相提并论。后来证明这是错误的。我们可以通过味觉鉴别食品，通过嗅觉感知周边气味，通过听觉捕捉远方的声音，但是只有通过视觉才能了解日月星辰和世界万物。

眼睛位置的重要性

　　动物在进化过程中演化出构造和形态千奇百怪的眼睛，这与它们适应不同的居住环境和个性化的行为方式有关。大多数动物都长有双眼，以增大视野，当一只眼睛受伤时，另一只眼会有所代偿。当然，双眼最大的好处还是其获取距离信息的能力。

　　如果人只长一只眼睛，会发生什么？人单眼定位实验表明，使用一只眼无法判断所视物体的准确距离。人的眼睛长在头部的正前方，不同于其他禽类位于头的两侧，视野并没有其他脊椎动物的视野那么宽阔。食草动物有接近360°的全域视野，可以及时发现敌人，这对于逃避掠食者的捕杀尤为重要。但是，这种视觉没有立体感，也没有重叠。人类是通过牺牲自己的视野换取了立体视觉，这有助于对运动物体的空间更加了解。因此，视觉决定人的进、退、取、舍行动。其实在大自然中，有很多动物的视觉都比人的视觉发达。

　　眼睛是不是越多越好？满头长着硕大眼睛的蜻蜓有着在水平和垂直方向都可以达到或接近360°的绝佳视觉范围，眼观六路，耳听八方，自然能更敏锐地侦察周围、捕获猎物和防御敌害。它们对移动物体的反应十分敏感，当一个物体突然出现时，蜜蜂只要0.01秒就能做出反应，而人的起跑反应一般都是大于0.1秒的（刘翔的最快起跑反应时间为

0.104 秒）。抓不到花间的小蜜蜂确实是有生理原因的，不必遗憾。

童话故事"咕咚来了"家喻户晓。讲的是在大森林里有一个很平静的湖，湖边长了很多木瓜树。有一天木瓜熟了，从高高的树上掉进了湖水里，咕咚一声响，在湖边吃草的兔子听到这声音以为是妖怪，吓得转头撒腿就跑。

狐狸见到兔子在跑，急忙问："兔子你跑什么？"兔子说："咕咚来了，快跑呀！"狐狸听到也跟着跑起来，这样动物一个跟着一个跑起来。后来大象看见这些小伙伴都在跑，就问："你们在跑什么呀？"动物们说："咕咚来了！"大象又问："咕咚是什么？"动物们都说不知道。然后大象就拉着小伙伴们回过头来，去看看到底是怎么一回事儿。回到湖边发现，原来只是木瓜掉到水里发出的"咕咚"声音。

这个童话寓教于乐，告诉孩子遇到什么事情不要盲目地去追随别人，要多动脑筋，培养独立判断的能力。但从动物的角度讲，不论兔子是听到异常声音还是看到不熟悉的东西，就应该立马逃跑！因为对弱小的食草动物来讲，生存是第一位的，对危险的觉察是生存的前提。在这种情况下，听到不熟悉的声音，看到不熟悉的现象，对于小动物来说，最重要的是发现危险，没有必要去搞清楚它，因为搞清楚的过程可能就失去了宝贵的逃生机会，成为食肉动物的美餐，即使虚惊一场又何妨！所以从这个角度上讲，我们可以理解为什么兔子的眼睛长在两边，耳郭向外开放，而老虎的眼睛长在前面。

人类在漫长进化的岁月里，为了生存，既要捕猎弱小的食草动物，又要防备凶猛野兽的袭击。由于颈部能左右灵活转动，弥补了眼睛长在前面的一些缺陷，也就基本上能满足生存的需求。

眼球的保护装置是眼睑。眼睑内的眼轮匝肌与额部肌肉共同完成睁眼和闭眼，以避免眼球受到伤害。在日常生活中，保护眼睛的眼睑也是极好的情感表达工具，能使情感流露于细微之中。表情肌牵拉使上、下睑和额部出现不同的皱纹，从而产生喜怒哀乐等各种表情。其中与眉相关的成语多达十几个，如眉飞色舞、愁眉苦脸、扬眉吐气、喜上眉梢等，只要稍加琢磨上述成语，就会发现眉和表情息息相关。眉毛有防止汗水流入眼内的作用，同时眉毛的形态和颜色又是美容的重要内容，必要时稍加修整或描绘，就会使人颜值倍增！

解剖与健康

侏儒症和巨人症

球王梅西 10 岁时身高不到 1.25m，不管是在学校还是在球队都是最矮小的那一位，经常遭到同学和队友的取笑和羞辱。直到 13 岁时他才得知自己得了侏儒症（矮小症）。因梅西训练刻苦，球技出众，故巴萨俱乐部决定资助其去西班牙求医。苍天有慧眼，梅西经过 3 年的生长激素治疗，身高长到了 1.69m，和其他的孩子平起平坐，此后他训练更加刻苦，在赛场上成就了无数高光时刻。从某种意义上讲，身高对于一个人来说至关重要，甚至决定一个人的命运，梅西就是例证。据说，美国总统选举时，两个候选人中个子高的通常会胜出。

垂体又称脑垂体，位于脑底部蝶骨的蝶鞍中央垂体窝内（蝶鞍又称土耳其鞍，因为早期的解剖学家注意到它的形状与奥斯曼骑兵的马鞍相似）。垂体前后径仅 8mm，重约 0.6g，女性略大于男性。垂体分泌多种激素，其中生长激素决定身高的走向。

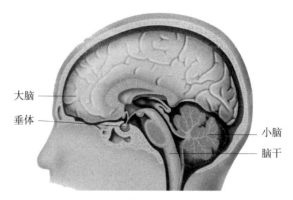

大脑
垂体
小脑
脑干

垂体的位置

　　从细胞生物学的视角而言，儿童身高有基因遗传因素，但最重要的原因是生长激素的代谢水平。生长激素能促进体内多种代谢过程，尤其是能刺激骺软骨（骨生长板）繁殖、钙化，繁殖、钙化，周而复始，从而促进骨骼生长，在人体生长发育中起着关键性作用。因垂体生长激素缺乏导致的儿童生长缓慢，可采用人工合成的生长激素进行替代治疗，从根本上促进身体增高，并改善其他器官的生长发育。

　　到了一定年龄，骺软骨逐渐钙化，即骺软骨闭合，骨也就不会再继续生长，身高基本定型。在青少年时，生长激素分泌不足可造成侏儒症，而生长激素分泌过多可引起巨人症。长骨对生长激素的反应是有时限的，一旦骺软骨在青春期结束时钙化（全部骨钙化大约在 20 岁），它们就不再理会生长激素的命令，也就不再长高了。俗话说，"23 猛一窜"，是说

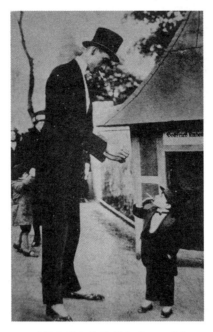

同龄的巨人与侏儒人（1925 年）

个别人到了 23 岁，长骨的骺软骨还没钙化，身高还会增加一些，但正常情况下骺软骨很快就会钙化。如继续长高，有必要做个影像检查，看看骺软骨和垂体，或查查生长激素水平。

生长激素主要在夜间睡眠期间分泌，这就是为什么成长中的青少年要保证足够的睡眠有利于长高的原因。生长激素的分泌高峰主要根据自身的生物钟做出调整，通常晚上 9 点到凌晨 1 点深度睡眠状态是生长激素分泌的高峰期，其分泌水平占儿童全天生长激素量的 90%。青少年骨骼细胞的分裂和生长发育主要是在这期间的高峰期完成，所以经常晚睡、睡眠时间不足便会影响长高。

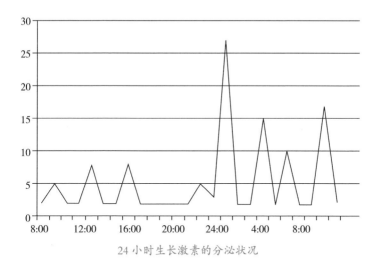

24 小时生长激素的分泌状况

儿童长高需要正常的生长激素水平，但也需要优良的睡眠质量、足够的睡眠时间和良好的作息习惯来保证生长激素的分泌。同时，平衡的膳食搭配、适度补钙以及加强锻炼，都是骨骼正常生长发育不可或缺的有益因素。

20 世纪 80 年代之前，生长激素都是从尸体垂体中提炼出来的，资源非常有限。现在可以在实验室里人工合成了。患有侏儒症的儿童，6~10 岁使用生长激素是治疗的最佳时期，13 岁之后效果就要差一些。注射生长激素达到理想的身高之后即可停用，如果没有达到理想身高，可以用到骺软骨钙化为止。经过 6 个月的治疗，身高可增加 3~5cm，脚长可增大 1~2 个鞋号，需要几个疗程才可能达到梅西那样的效果。这一治疗过程需要一笔不菲的费用。

垂体肿瘤为良性肿瘤，生长缓慢，如向前生长，可逐渐压迫前方的视交叉，使视力慢慢减退，特别是儿童，不要总认为视力下降是眼睛本身有毛病，除了检查眼睛外，也应做CT 检查，看看垂体有没有问题。

骺软骨闭合后（即已到成年），垂体瘤使生长激素大量分泌，身体虽不能长高，但其他器官会缓慢增大，如心脏增厚、下巴变长、手脚肥大，这就是巨人症的另一类——肢端肥大症。

不论是儿童还是成人，垂体瘤保守治疗效果都不太理想，一定要及时手术治疗。目前经鼻腔蝶窦入路，显微手术摘除垂体瘤的技术非常成熟，通过手术摘除垂体瘤，阻断生长激素的分泌，釜底抽薪，是治疗巨人症、肢端肥大症最有效的方法。

感冒了，鼻子为啥不通气

在人类现代社会的发展中，鼻子的"美容功能"似乎逐渐凸显。但回归本质，鼻子的存在是为了人们顺畅的呼吸和感知大千世界的气味。

鼻腔流鼻涕，尤其是在感冒或受到刺激时更为明显。鼻涕的来历曾经走进一个误区。古希腊人发现大脑底部的中心位置有个像豌豆大小的东西（即垂体窝内的垂体），认为是一个过滤装置，大脑里产生的水分和废物经过它的过滤成为鼻涕排入鼻腔。于是认定它是鼻涕的发源地，故古希腊语称垂体为 pituita（鼻涕），这就是垂体的英文名 pituitary gland 的来历。后来人们才知道，鼻涕是由鼻黏膜分泌的，跟垂体没有半点

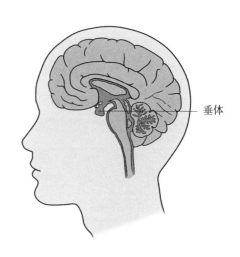

垂体

关系。垂体是重要的内分泌器官，分泌生长激素、催乳素、
促甲状腺素、促肾上腺素、促性腺激素以及来自脑内的加压
素和催产素。这些激素对人体的功能影响极大。

鼻黏膜与呼吸

　　每天流经鼻腔的空气多达上万升，气流以 0.4 升 / 秒的速
度只在鼻腔内停留 0.05 秒。这些惊人的数字说明我们每天需
要大量的气体交换，才能满足机体的正常代谢。在这么短的
时间里能够对通过的空气加温、湿润和过滤，这都是鼻黏膜
的神奇功能。

　　呼吸对人类来说是最简单不过的事情了，我们每天都在
无意识地呼吸，这是得以生存的本能。呼吸道（包括鼻、咽、
喉、气管和各级支气管）输送气体，肺则负责气体交换，使
我们在陆地上自由自在地奔跑。但有时呼吸并不那么顺畅，
在日常生活中，有几件事大家都有体会。

　　•感冒后鼻子不通气，逼着你用口呼吸。滴几滴"鼻通
液"，瞬间鼻孔"啪"地一声打开，通气了！感冒早期一般
流清水鼻涕，进一步发展会流脓性鼻涕。

　　•冬天一大早出门，张口吸气，会感到一股凉气涌入胸
膛，浑身颤抖；而用鼻吸气则精神为之一振，好清爽啊！

　　•雾霾天早上外出，下午回来，从鼻孔里擤出一坨黑色鼻
涕，真恶心！

•冬天早上喝碗胡辣汤或撒有胡椒面的羊肉汤是一顿既解饿又驱寒的美餐，非常惬意。当你正埋头大吃时鼻涕流出来了，吸溜吸溜，不好意思！

上述种种现象的出现，还要从鼻腔内的黏膜说起。鼻黏膜是衬在鼻腔内面的一层粉红色薄膜，总面积超过100cm^2。这层神奇的膜内有三大屏障结构，几乎是加热器、加湿器、冷却器和过滤器的组合体，为呼吸系统的第一道屏障或防火墙。

一是黏膜内有密集的血管网，当冬天凉空气进入鼻腔时起到"微波炉"的加热作用。空气进入鼻腔的下部时，下鼻道就会使空气产生扰流，从而增加对鼻黏膜的接触，并促进气味分子升温。空气继续进入中、上鼻道，会进一步升温和产生扰流。不要小看这三个鼻甲，它可以扩大空气与黏膜的接触面积，有利于灰尘黏附、空气湿润和加温。温暖的空气可以避免对肺的刺激，减少感染的机会。当受到炎症刺激时黏膜内血管扩张，黏膜膨胀；特别是下鼻甲肿大，阻塞鼻腔，这就是感冒时鼻子不通气的原因。

二是黏膜内有大量黏液腺，每天可分泌1000mL黏液，当受到异物、灰尘、冷空气、异味气体刺激或感冒时，更是黏液大增，吸附异物、灰尘，阻挡异味气体。同时，黏液又可使干燥的空气湿度增加，这样可为肺提供湿度适宜的空气。

三是鼻黏膜细胞伸出的微绒毛，每个细胞有近30根，它们就像空调的过滤网一样，过滤空气中的灰尘颗粒，使进入肺内的空气清新。被过滤、吸附的灰尘滞留在鼻孔内，干燥后成为我们常说的"鼻屎"。微绒毛对鼻黏膜的温度要求比较高，在10℃以下、35℃以上，活动能力明显降低，而18~33℃则是最适宜活动的温度。一些在鼻腔漏网的灰尘颗粒被黏附在气管、支气管的黏膜黏液上，咳嗽时咳出，这就是我们常说的痰。

鼻孔前部的鼻毛在过滤灰尘时也起着重要作用。但鼻黏膜难以过滤空气中的微粒，如大气中PM 2.5大小的颗粒物和矿山粉尘，如防护不到位，大量吸入肺内，会得"矽肺"，

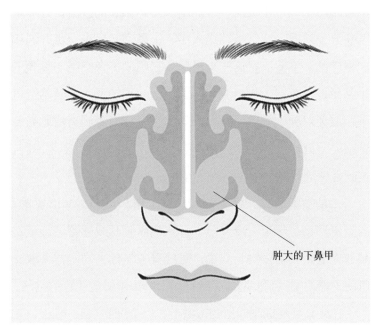

肿大的下鼻甲

下鼻甲肥大

这是因为矿石粉尘沉积在肺泡壁上，无法排出，影响气体交换，是一种严重的职业病，治疗困难。因此在粉尘环境中作业的员工必须佩戴专用口罩。

有两种情况不要误认为是流鼻涕。一是冬天喝热汤时，因为热汤蒸腾的水汽被鼻黏膜内的血管冷却（此时血管内温度低于热汤蒸腾水汽的温度），蒸腾的水汽冷却后变成水流出来，好像流鼻涕；二是伤心时鼻涕增多，其实那是增多的泪液经泪道流入鼻腔的缘故。

口腔黏膜没有鼻腔黏膜加温、加湿和过滤那么多优点。感冒后如用口呼吸，不到一分钟，就会口干舌燥。有人说，孩子经常用口呼吸会变丑，这是真的。由于长期张嘴呼吸，首先会导致嘴的上唇变短变厚、甚至外翻，上颌骨发育肥大。张口呼吸时，舌体后坠下沉以打开口腔通道，长此以往，原本应该往前、往下发育的下颌骨受限，形成后缩面容。牙齿会排列不齐，形成龅牙，有的变成朝天鼻，逐渐"颜值尽毁"。

鼻子不通气后"嗅觉"功能会受影响。其实鼻黏膜分为两种，我们上述说到的鼻黏膜叫呼吸黏膜，占鼻黏膜的大部分。在鼻腔外侧壁的上鼻甲及相对的鼻中隔处的鼻黏膜叫嗅黏膜，内含大量的嗅细胞，有嗅觉功能，感冒后嗅黏膜水肿，嗅细胞感觉灵敏度降低，加上鼻黏膜水肿、鼻涕增多，阻塞鼻道，故吃东西索然无味，会使食欲大减。

一般情况下，两个鼻孔是交互通气的。平静状态下，一侧鼻孔通气，另一侧鼻孔内鼻甲黏膜充血，以阻断空气通过，让其休息，以提高呼吸效率，这也符合人类"节能减排"的宗旨。左右交替的周期因人而异，大概是 1 小时。

为了适应环境，正宗的北欧人长有高鼻梁，这是因为北欧气候寒冷，所以造就了高大的鼻子，鼻腔容积和鼻黏膜面积增大，使吸入的寒冷空气通过鼻腔时变得更加温暖、湿润。

呼吸道有神奇的自洁功能。据估计，城市居民每天平均吸入数百亿个飘浮在空气中的有害颗粒、花粉等，这些东西可让人生病，但多数人并没有生病，因为正常情况下，呼吸道能娴熟地解决这些问题。若侵入的颗粒很大或刺激性太强，则会通过咳嗽或喷嚏把它们排出去。若颗粒太小，则不会引起这么强烈的反应，它或许会黏附在气管、支气管黏膜的黏液上，黏膜的纤毛像船桨一样，向鼻孔方向以每秒十几次的速度摆动，把入侵者排至咽部，经鼻腔或口腔排出；或者咽下，经食管进入胃内，被胃酸溶解掉。如更小的颗粒逃过了纤毛的拦截而进入肺泡内，则会被巨噬细胞吞噬消化掉。但总有可能某一些病菌漏网侵入，让我们生病。人生就是这样，不会十全十美。

打喷嚏是一种正常的自我防御反射。其过程为，感受器位于鼻黏膜，打喷嚏前，鼻子出现酸痒，接着急促吸气、张嘴，呼吸肌急剧收缩，腹压瞬间增大，快速将呼吸道空气喷出，此时气流时速可达 50km/s，唾液和鼻黏液形成数万粒飞沫随空气高速扩散，可飞出10m远，大于100μm的飞沫缓缓降落到附近物体的表面，小粒飞沫水分蒸发后，形成气溶胶，在空气中悬浮数分钟或更长时间。这些飞沫可能会给他人带来麻烦，传染病流行期更是如此。

超低速摄影还发现，喷嚏并不像人们想象的那样是一颗颗的飞沫散落下来，而是更像液体薄膜，覆盖在附近物体的表面，这为我们提供了进一步的证据，欲打喷嚏时千万不要面对他人，要扭头或用纸巾遮挡，这既是礼貌，又可防止把病菌传给别人。打喷嚏是一种本能反射，很难控制，实在来不及，用手挡一下也可以，但不要紧捂口鼻，以免对鼓膜产生太大压力。有人打喷嚏时竟将腰扭伤，这是真的，因为打喷嚏时腰部甚至全身肌肉都会出现难以控制的剧烈收缩。

鼻出血

在鼻中隔的前下部鼻黏膜内血管丰富，位置表浅，外伤或干燥均易引起血管破裂出血。一些儿童和老人，有时轻轻揉搓一下鼻子，或抠鼻子、擤鼻涕，甚至打一个喷嚏，鼻子就会出血。主要原因是饮水少，鼻黏膜干燥，导致鼻黏膜破损。特别是夏天更易出血。鼻炎、鼻中隔偏曲、高血压、动脉硬化、血液病也是诱发鼻出血的因素。

鼻 窦

在鼻腔周围的骨内有不规则的空腔与鼻腔相通，这些空腔称鼻窦或鼻旁窦，包括上颌窦、额窦、蝶窦和筛窦。鼻腔内的黏膜与这些窦内的黏膜相通，鼻腔内的空气与鼻窦的空气自由流通。鼻窦究竟有什么用处？300年前，有人提出鼻窦是一个共鸣系统，由于鼻腔和鼻窦是一个整体，所以把鼻窦比拟为小提琴或二胡的共鸣箱。有共鸣箱就能使声音悦耳动听、悠扬和谐。鼻窦炎时，失去共鸣箱作用，声音就会沉闷。还有人根据鼻窦的结构推测鼻窦可增加鼻黏膜的面积，对吸入空气加温、湿润，对脑组织起绝热作用。也有人认为，鼻窦的存在可减轻头的重量。人类进化出这种空腔结构应该对上述功能都有帮助。

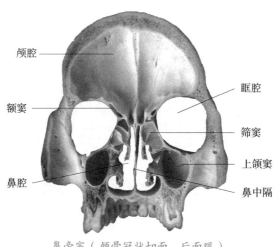

鼻旁窦（颅骨冠状切面，后面观）

当有鼻炎时，炎症会通过鼻黏膜蔓延到鼻窦黏膜，并发鼻窦炎，以上颌窦炎多见。由于上颌窦与鼻腔相通的开口位置高，窦底较低，站立时上颌窦炎脓液不易排出，故站立一天会感到头脑昏昏沉沉，当躺下或头颈侧屈时，脓液排出，症状就会立马减轻。如你患有上颌窦炎，要经常摇头晃脑，以及时排出脓液，这是最省事最有效的治疗方法之一。

气味与嗅觉

大千世界百味俱全，气味可以让人食欲大增，或恶心呕吐，或亢进警觉，或平静如水，或兴奋不已，或神魂颠倒。嗅觉是生物进化史上最古老的功能，与大脑联系最为直接和紧密。人类可以分辨出 2000~4000 种不同的气味。地球上有 800 万~900 万种物质，但并非都有味道，能让人类感受到味道的东西是从物体释放出来的气体分子。有些不能转化为气体的物质，无法对嗅觉器官产生刺激，因此就不存在所谓的味道。气体本质上是人体对化学物质的感知，如象征爱情的玫瑰花香味，其实就是苯乙醇的气味；巧克力的郁郁浓香中含有 300 多种化学物质；海产品过了保鲜期会产生腐败的臭味，即三甲胺的气味，而三甲胺就是细菌的副产品。

大多数气味都是无色的，我们往往会认为气味是一种虚无缥缈的东西，实际上它们在"气味学界"有特定的名称和分子式，可以进行区分。我们闻到的气味，大多都是它们混合而成的。

人们如何感知气味？通过吸气，气味进入鼻腔，随即进行快速的信息处理。但真正对气味起作用的感受器是嗅黏膜。嗅黏膜有 5~10cm²，隐藏着数百万个如同章鱼触角吸盘一样的嗅细胞。黏附在吸盘上的气味分子刺激这些细胞中的特殊物质，味道信息转化为电信号传送到大脑，从而识别出不同的味道。

在大脑中有数千万个嗅觉受体细胞，而一个细胞能够接收的气味只有 1~2 种，因而烧鸡的香味和臭豆腐的臭味乘坐的是不同的电信号"专车"到达大脑。负责嗅觉信息处理的脑区与负责情绪处理的脑区高度重叠，故其中一种信息进来，会同时影响我们的情绪，乃至食欲。不好的气味会给人一种厌恶的感觉，人们自然会远离"危险物"。每个人闻到的气

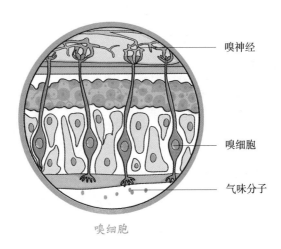

嗅神经

嗅细胞

气味分子

嗅细胞

味范围不同，也各有喜好，但拒绝那些被我们记忆成难闻的东西，已经印刻到了人们的防御基因中。而人们对于一些具有"安全"气味的食物，比如刚烤熟的牛排，就会瞬间心情舒畅，产生一种要饱餐一顿的冲动。

食物的香味，其实是气味，大部分从口咽部上升到鼻腔嗅黏膜处而被感受到，这个过程叫"鼻后嗅觉"。味蕾主要感知酸、甜、苦、鲜、咸，在咀嚼过程中，配合嗅觉感知到的丰富气味，能使美食的味道发挥出极致诱惑。

影响嗅觉灵敏度的因素诸多，如常年接触刺激性气味会使嗅觉下降；餐前嗅觉灵敏，餐后嗅觉下降。随着年龄增长，嗅细胞数量会逐渐减少，被呼吸细胞取而代之，嗅觉功能逐渐下降。嗅黏膜一旦感染，就会影响嗅觉。香水调香师和味觉专家可以分辨近万种气味的味道，是常人的数十倍甚至上百倍，这与个体差异和后天训练有关。

动物的嗅觉

为了更精准、更迅速地在复杂的野外环境中捕捉到食物的气味，动物们的嗅觉往往比人类更敏感、更发达。狗的嗅细胞超过 2 亿个，可以在数百万个苹果里闻到其中一个坏苹果的气味。长久以来狗的敏感嗅觉被人类巧妙地用于执行各项特殊任务，如搜救失踪人员和探测毒品。我们常常看到一些动物的鼻子总是湿湿的，这是因为湿润的鼻子更容易捕捉到空气中的气味分子；一些动物在进食后会舔舐自己的鼻子，是为了去除鼻子上残留的食物气味，以利于捕捉到空气中新的气味分子。

大多数脊椎动物除了嗅上皮黏膜，还进化出了一个特别的气味感受器——犁鼻器。在猫的上腭就能看到犁鼻器的开口，除了辅助动物更好地寻找食物信息外，对空气中的"警戒信息素""性信息素"等化学物质也非常敏感。当闻到一些强烈或者陌生的气味，猫会做出张嘴的蠢萌动作；马儿则翻起自己的上唇，这种行为被称为"裂唇嗅反应"，跟犁鼻器息息相关。蛇的犁鼻器异常发达，独立于鼻腔的嗅黏膜，善于伸缩的舌头与犁鼻器相连，以探索人们难以感知的气味世界。

猪鼻子的嗅黏膜非常发达，可以灵敏地捕捉到微弱的气味。黑松露是一种生长于地下的野生食用菌，欧洲人称为餐桌上的"黑钻石"，但黑松露在地下难以被发现，有些"松露人"就会让母猪去采集黑松露。为啥要找母猪呢？这是因为黑松露的气味与公猪身上发出的雄性激素的味道十分相似，所以母猪对其情有独钟，能够准确找到"猎物"的位置。

气味的存在让我们的生活变得奇妙无比，丰富多彩。尽管人类的嗅觉有所退化，但凭着智慧和其他感官的辅助，也足够用了。

人生的三套牙齿

人的一生有三套牙齿。第一套牙齿是乳牙，出生后 6 个月开始萌出，约 3 岁时出齐，共 20 颗。6 岁左右乳牙开始脱落，逐渐更换成恒牙，共 32 颗，除第 3 磨牙外，其他各牙在 14 岁左右出齐，第 3 磨牙到青春期才萌出，所以也称智齿，这是第二套牙齿。随着人类食物的精细化，磨牙的利用率将进一步降低，有人预测，第 3 磨牙迟早要退出

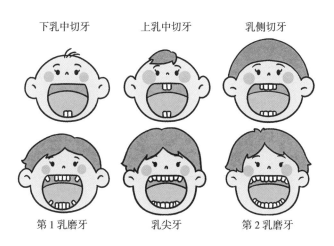

下乳中切牙　　　上乳中切牙　　　乳侧切牙

第 1 乳磨牙　　　乳尖牙　　　第 2 乳磨牙

乳牙萌出顺序

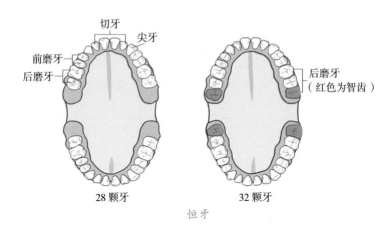

切牙

尖牙

前磨牙

后磨牙

后磨牙
（红色为智齿）

28 颗牙

32 颗牙

恒牙

历史舞台。因第 3 磨牙萌出时，已没有足够的空间了，完全依靠生长的力量钻出来，萌出过程漫长且疼痛难忍，难以完全萌出或萌出后歪歪扭扭；有的无法长出来，牙科医生会根据情况建议拔去。一生中，随着年龄变化，牙齿的数目和下颌骨的形态也在变化。老年人患牙病，牙会脱落，影响咀嚼和发音，甚至口唇外观。因此一定要及时安装义齿，这就是第三套牙齿。

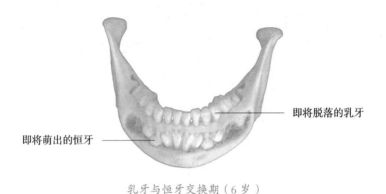

即将脱落的乳牙

即将萌出的恒牙

乳牙与恒牙交换期（6 岁）

牙的结构和功能

大家还记得宋丹丹表演的经典角色吗？没有门牙看上去有点影响美容，说话漏风。其实牙齿最重要的作用就是切割、撕咬、咀嚼食物。没有好的牙齿，美味佳肴如同嚼蜡，更影响营养物质的消化吸收。

牙齿是人体内最坚硬的器官，因此也最容易保存下来形成化石，成为人类考古研究个体和种系进化的最好标本。在法医和刑侦中，对于无法辨认的尸体，牙齿有重要的年龄、性别识别价值。

哺乳类动物有两套牙齿，即乳牙和恒牙。例外的是，老鼠一生只有一套牙齿。大象一生要换6次牙齿，换完最后一次牙齿后，基本上也就暗示生命的终结。从哺乳类动物饮食分类上讲，人类属于杂食动物，既吃肉又吃"草"，牙齿分工不同，形状也各不相同。乳牙上、下排各10颗，中间为中切牙（2颗），向外为侧切牙（2颗）。侧切牙外侧是犬牙（2颗），因人的这颗牙又尖又长，类似狗的牙齿，早期起名为犬牙，因不太好听，现在已将其改名为尖牙。尖牙外侧是磨牙（4颗）。恒牙上、下排各16颗，分为中切牙（2颗）、侧切牙（2颗）、尖牙（2颗）、前磨牙（4颗）和后磨牙（6颗）。

吃甜瓜时就是用中切牙、侧切牙将其切割成一块块后进入口腔侧部，由磨牙磨碎后咽下去。尖牙对撕咬坚韧的肉食非常管用。馒头在口腔内咀嚼 30~60 秒就会有甜味，这是因为咀嚼过程中，馒头被唾液中的淀粉酶分解为麦芽糖的缘故。有了健康的牙齿、咀嚼肌、唾液腺和舌头，我们才能够享受各种各样的美味佳肴。

　　下面一起来了解一下牙齿的构造吧。牙表面的一层叫牙釉质，呈乳白色半透明，有 1~2mm 厚，硬度仅次于金刚石，能很好地保护牙齿的内部结构。但再坚硬的牙釉质也会锈蚀，成为龋齿。如影响到牙髓，刺激牙神经，会出现剧烈疼痛。牙痛是一件令人烦恼的事情，有时牙疼还会牵扯头疼、脸疼、耳朵疼，这就是人们常说的，牙疼不算病，疼起来真要命。

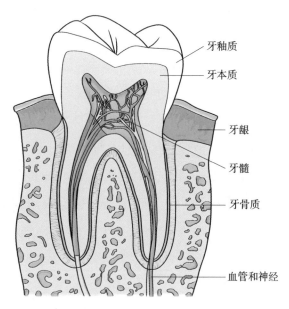

牙釉质
牙本质
牙龈
牙髓
牙骨质
血管和神经

牙齿的构造

刷牙史

据传说，如果不是因为先秦王子的一次接吻，"刷牙"这一良好卫生习惯的出现可能要推后几百年。一天先秦王子第一次与一位新晋的漂亮妃子接吻，刚一接触妃子的口唇，其露出东倒西歪的牙齿，口臭扑面而来，王子立马扫兴而去。从此立下规矩，宫廷选妃时对牙齿和漱口定下严格要求，牙齿参差不齐者为龃龉，咬合不齐者为龊，排列不正者为龇，不平整者为龋，有这些牙齿和口臭者不得入选。有人说这几个齿字旁的字就是当时为选妃制定牙齿标准造出来的。漱口刷牙的习惯也从此流传下来。

公元前 5000 年，埃及人用一种混合粉清洁牙齿。公元前 3500 年，巴比伦人用树枝清理牙垢，意大利人使用的则是木炭粉和树皮膏。古罗马时期的"漱口尿"就是早晚将新鲜尿液含在嘴里，而后吐掉以保护牙齿。手指、碎布揩齿这是 1000 年前欧洲人最常用的刷牙方法。

用剔牙枝（牙签）剔牙的习惯是阿拉伯人的古老传统，剔牙枝的使用可以追溯到先知穆罕默德的生活细节，并成为一种"规矩"，在这个基础上，发展到礼拜前行"洗净"也要刷牙、剔牙。用咀嚼牙枝（齿木）的方法刷牙在古印度十分普遍，有规定如不刷牙就不能吃饭。不仅如此，鉴于牙齿的健康在全身健康方面所居的重要地位，印度人还把赠送柳枝作为"祝您健康"的一种礼节。观音菩萨的标准塑像是左手拿净瓶、右手持柳枝，这可能是"晨嚼香木，口漱清水"洁牙的真实写照。

东吴时代出土的金制的小杨枝龙形器物，就是现在牙签的雏形。在辽代墓穴中出土有骨质牙刷，它是迄今发现的世界上最早的牙刷实物。唐代时有用手指揩齿和木刷刷牙的记载。古人刷牙的方法是先用一手食指和中指蘸些中药牙粉，抹在牙齿上，再用牙刷或竹木薄片清洁牙齿。在宋代出现刷牙匠这一行当，相当于现在的口腔科洗牙师。为改变牙膏的

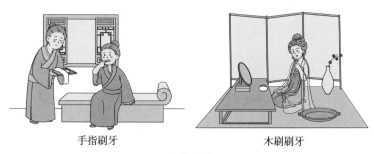

手指刷牙　　　　　　　　木刷刷牙

唐代刷牙

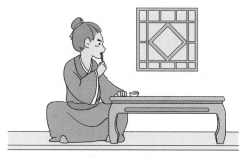

中药牙粉刷牙

气味，中国人开始在牙膏的成分中加入人参、薄荷和盐巴。宋元时期上层社会人物还有用浓茶、酒、姜汤漱口的记载。明孝宗皇帝在 1498 年拥有一把猪鬃毛插进骨质把手的牙刷。清朝已经开始用青盐（相当于牙膏）刷牙。

1896 年，市场上开始出售管装牙膏。1938 年，杜邦化工推出尼龙刷毛的牙刷。1939 年，在瑞士诞生了第一款电动牙刷。

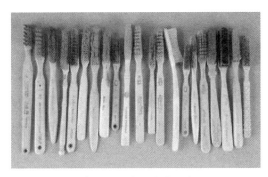

骨柄牙刷（辽代出土）

牙医发展史

公元前 2900 年，埃及有专科医师治疗牙病的记载。公元前 460 年，希波克拉底建议用蜂蜜清洁牙齿，还写下了有关钳子用于拔牙的记载。公元 200 年，盖伦对口腔解剖进行分类，并第一次提出牙髓是牙齿的感觉部分。11 世纪，阿拉伯医生 Albucasis 第一次描述了自己发明的除去牙石的工具。17 世纪，在欧洲，牙科是理发师和沿街叫卖的小贩从事的附属职业，这种状态一直保持到 19 世纪末。1685 年，Charles Allen 出版了英国第一部牙科教科书。1819 年，Levi Spear Parmly 认为龋病是滞留在牙缝内的食物残渣引起的。1840 年，世界上第一所牙科学校在美国巴尔的摩开办。1846 年，以手为动力的牙钻首次用于治疗龋齿。1871 年，金、锡、汞合金被用作牙齿充填材料。1884 年，在拔牙时首次注射可卡因进行麻醉；美国牙医 Willoughby Miller 首次描述了龋病的微生物基础。2001 年，英国和美国科学家报道了对抗变形性链球菌疫苗的研制进展，确认这种细菌是造成龋齿的主要原因。

在中国的历史上，黄帝开出了治疗牙痛的第一味药：花椒。扁鹊记载的为齐国大夫治龋齿的病例是口腔科史上第一个病例。张仲景的"小儿疳虫蚀齿方"是治疗牙痛最早的完整药方。李时珍提倡用嫩柳枝"削为牙枝，涤齿甚妙"。

牙出了问题怎么办?

记得小孩子换牙，有的乳牙摇摇晃晃就是掉不下来，有的大人就会用根细线打一个扣，把快要掉的牙齿套着，然后快速向外拽，一下子就把牙拔出来了，不消毒，不止血，也不太痛。

很多人认为，"老掉牙"是正常生理现象。几千年来，衰老和掉牙几乎成了因果关系，以至于祖先发明了一系列成语来诠释"老掉牙"的合理性，比如"没齿不忘"，牙齿都掉光了也不会忘记某事；"齿豁头童"，缺齿和秃头是并列关系，都是老态龙钟的代名词。

掉牙未必与衰老有关。龋齿和牙周疾病是导致牙齿缺失的主要原因。先说龋齿。牙釉质的坚硬度虽然比钻石略逊一筹，但几乎与水晶硬度相当。牙釉质如此坚硬，为什么会产生龋齿？这是由于牙釉质怕酸的缘故。牙釉质主要成分是磷酸钙，这种物质对于酸的抵抗力较弱。人咀嚼五谷杂粮，牙齿的咬合面和牙缝之间容易残留食物残渣，如果口腔卫生习惯不好，食物残渣就会成为细菌滋生的温床，并产生酸性物质腐蚀牙釉质，出现孔穴，也就是所说的蛀牙。牙釉质遭到破坏后，深面的牙质暴露出来，遇到外界冷、热、酸、甜的刺激，其内的感觉神经末梢受到刺激就会引发过敏反应。牙周围组织对牙齿的稳定至关重要，一旦牙周炎或牙结石使其受到损害，牙齿就会松动，直至脱落。

老年人拥有一口好牙是最好的养生。牙口不好，再好的保健品、再美味的食物也无法充分享用，更不用说享受晚年幸福生活了。全国 65 岁以上的老人中，近九成缺牙，平均失牙高达 11 颗，在 10 位老人中就有 1 位"一望无牙"。这种隐患大多数始于中青年时期。"30 岁牙龈出血，40 岁牙齿松动，50 岁拔牙，60 岁掉牙"是很多人一生牙齿命运的真实写照。

重视牙齿，可不仅仅是"面子工程"，最重要的是咀嚼功能。在医学界，衡量一名老年人身体是否健康有四大指标：体重、握力、单腿直立和骨密度。医学实践已经证实，咀嚼能力好的老年人，这四大健康指标全面优于牙齿缺失的老年人。因此，老年人缺牙后要及时植牙，以免牙槽骨被吸收，牙床变薄变窄，失去植牙机会。

缺失的牙齿如何修复？目前主要有活动牙、烤瓷牙、种植牙这三种。要根据自己的具体情况选择。活动牙造价低廉，但由于缺陷十分明显，如咀嚼功能差、异物感明显、寿命短、使用不方便等，已逐渐被淘汰。较为常见的修复方法是烤瓷牙。当年宋丹丹扮演的白云大妈在春晚上的小品台词脍炙人口："两颗洁白的门牙也光荣下岗了，我准备整俩烤瓷的。"

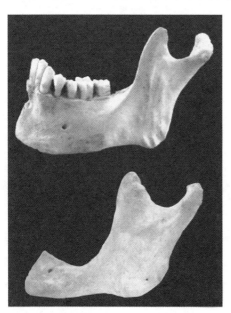

做烤瓷牙的主要问题是需要向与缺牙相邻的两颗健康牙齿"借力"，搭起一座"烤瓷桥"来支撑假牙，对邻近牙可能多少有些影响。

种植牙并不是真的种上自然牙齿，而是通过种植技术，将与人体兼容性高的纯钛金属制成人工

下颌牙缺失后下颌骨的变化

牙根，植入缺牙区的牙槽骨内，经过 1~3 个月，当人工牙根与牙槽骨紧密结合后，再在人工牙根上安装烤瓷牙冠，功能较为可靠。"染须种齿"曾经是古人梦想的返老还童之仙术，如今已成为现实。

在西方国家，牙齿不仅是健康的象征，也代表着一个人的身份、修养和生活品质。富裕起来的中国人，很快就会补上牙齿这一课。一口好牙，也是"中国梦"的一部分。

话又说回来，无论你镶的牙多么好看，多么金贵，总是一种自然缺陷，都是假的，都没有感觉，终究是无奈之举，它远远不如自己的真牙好用。所以，从小养成爱护牙齿的好习惯将受益终生！

吃饭别说话

吃饭时，父母亲常常会告诫小孩子吃饭不要说话。这有两层意思，一是吃饭时说话有可能把饭呛到饭桌上，不卫生；第二，也是最重要的是防止说话时食物误入气管里。

咽与喉的关系

咽喉是两个器官。咽俗称咽部，可分为 3 部分，上 1/3 段称鼻咽，向前与鼻腔相通；中 1/3 段称口咽，向前与口腔相通；下 1/3 段称喉咽，向前与喉腔相通。咽上端封闭，向下延续为食管。吃饭时，食物经口腔到口咽，经喉咽向下进入食管。吸气时，空气通过鼻腔或口腔经鼻咽、口咽和喉咽进入喉腔、气管和各级支气管到肺泡，进行气体交换，说话或唱歌的声音是肺内气压向上振动声带产生的，当然也离不开咽部、口腔和鼻腔参与的功劳。

咽部怎么成了喉和食管的共用通口？其实从胚胎发育上讲，食管是咽部的延续，喉是从咽下部发出来的枝芽。因此，

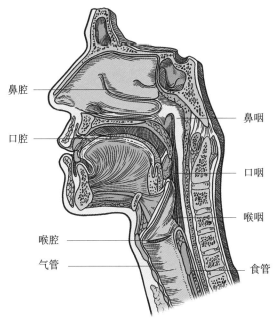

鼻腔

口腔

喉腔

气管

鼻咽

口咽

喉咽

食管

咽部的四大通道

空气经鼻通过咽部进入喉，食物经口腔通过咽部进入食管，因此二者在咽部必须交叉。

我们每天吞咽食物或唾液达 2000 次以上，在吞咽时食物并不完全是因为重力进入食管内，而主要是被肌肉挤压下去的，这就是即使你躺下也能吃吃喝喝的缘故，只是困难一些。让一团食物进入食管内，要动员 50 余块肌肉参与其中，各自必须按照既定的正确顺序逐一运动，才能保证食物朝着正确的方向进入胃内，而不至于误入喉腔内。

人的喉和食管均开口于咽下 1/3 处，会厌的开合防止人们将食物呛到喉和气管内。由于人类的呼吸通道与进食通道

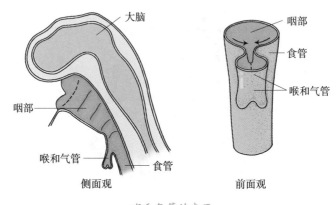

喉和气管的来历

是交叉的，信息沟通不畅时会出现"交通事故"。气管异物多发生于学龄前儿童，这是由于儿童喉的功能发育尚不够完善，喉口的保护作用不健全和反射功能较差，会厌软骨的功能也没有成人那么灵敏所致。正常情况下，进食和呼吸之所以在这个部位相安无事，要归功于喉上面的会厌软骨。进食时，舌后推，喉上升，喉口被会厌遮挡，食物经喉咽部下行进入食管。吸气时喉下降，喉口打开，声带之间的间隙（声门）开大，空气进入肺内。进食时说话、嬉笑，喉部会下降，喉口暴露，食物（特别是花生米或糖豆等表面光滑的坚果、食品）可能误入喉内，卡在声门处，如进一步下行，可进入气管、主支气管，由于右主支气管走行垂直且又粗大，异物最易进入。遇水膨胀的花生米或坚果会阻塞呼吸道，可能出现窒息。因此，说话与吞咽不能同时进行，只能依次切换。老年人吞咽功能下降，切换的效率会低些，也应多加关照。

　　说话或唱歌时，气流向上冲击声带，声门开大的宽度和声带紧张度不同，发出的声音也不同，或清脆，或深沉，或低音，或高音。声波通过咽部、口腔才会"说话"，闭嘴只能发出呻吟！

　　食管主要由肌肉构成，有很大的伸缩性，江湖好汉把利剑插入竟丝毫无损。但食管全长粗细并不一样，在起始处、中间和末端较细，是异物最易卡住的地方，也是肿瘤好发部位。由于咽部是呼吸与进食的共用通道，有时可能会发生意想不到的危险。常常看到一些昏迷患者或醉酒的人，胃内食物涌入咽部，可能经口腔、鼻腔呕吐出去，也可能经喉口涌入喉内、气管而窒息死亡。即使正常吞咽，鱼刺也有可能卡在喉咽部或食管里。有病例报道，鱼刺能穿破食管壁，又穿破邻近的主动脉而造成大出血。由于气管与食管前后紧密并排走行，长期气管插管的患者，插管可能损伤气管后壁，进而向后造成食管前壁坏死，使气管与食管腔相通，这就是气

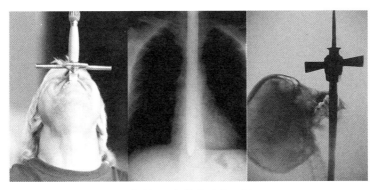

利剑插入食管竟丝毫无损

管食管瘘，进食时食管内食物会进入气管，也会出现气管异物而窒息死亡。

人的吞咽与呼吸之间的关系之所以如此复杂，很大程度上是因为喉的位置比其他灵长类动物的要低。当人类站起来成为两足动物时，为了适应直立姿势，颈部变得更长更直，并移动到头部下方更靠近中央的位置，而不是像其他灵长类那样偏向后方。这带给人类更强的语言能力。人类把食物和空气朝一条隧道里送，带来气管异物的风险比其他哺乳动物大得多，也可以说气管异物的风险只有人类独此一家。喉的会厌相当于喉口的盖板，由于喉是主动上升和下降，实际上会厌是被动关闭和打开喉口的。正常情况下，大脑会严格监控和协调这一过程。尽管如此，造成哽噎窒息的还是不少。据说美国每年有数千人哽噎致死，有的哽噎致死者可能被误判为心肌梗死。

哽噎窒息最著名的解决方法是海姆立克急救法，为纽约外科医生亨利·尤达斯·海姆立克（1920—2016）于20世纪70年代发明的。海姆立克急救法要求施救者从背后抱着哽噎者腹部，对其肚脐上方连续大力推压，通过腹压把哽噎物挤压出来，这叫作气浪空炸或阵咳炸浪。后来海姆立克急救法改名为"腹部冲击法"。道理不复杂，就是通过快速增加腹压，把气管内的哽噎物挤出来。

吃饭时细嚼慢咽既对消化和品味有益，又能减少呛咳或食物误入气管的危险。所谓"呛着"就是食物误入喉内产生

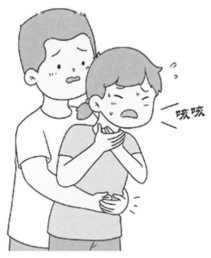

咳咳

腹部冲击法急救

的条件反射，通过强烈的咳嗽，把异物咳出。但异物一旦进入气管内，就很难咳出来了。咀嚼功能是人类在漫长的进化过程中逐步获得的，其意义重大。蛇将比自己的嘴大几倍的猎物整个生吞下去，是因为它没有足够大的口腔将食物在口内咀嚼，更谈不上细嚼慢咽了。

完成咀嚼需要有足够大的口腔和 5 个必需条件。一是咀嚼肌。包括咬肌、颞肌、翼内肌和翼外肌，通过它们的收缩，将食物切割并碾磨成碎块。咀嚼肌由于具有与之相连的很短的杠杆（下颌骨），能够使牙齿产生超过 $120\mathrm{kg/cm}^2$ 的咬合力。杂技演员口咬一小固定桩，就能把躯干卷向空中，利用的就是巨大的咬合力。二是关节。颞下颌关节是头部唯一的关节，咀嚼肌通过颞下颌关节完成咀嚼运动。三是唾液腺。有腮腺、下颌下腺、舌下腺和许多小消化腺，进食时，反射性地使唾液腺产生大量含有消化酶的唾液，与食物混合，有利于咀嚼和吞咽。四是牙齿。牙齿的切割和碾磨有利于消化和吸收。老年人如牙齿脱落，要及时镶配义牙，以免囫囵吞枣造成消化不良。牙齿也是美容的重要因素之一。五是舌头。搅拌食物和唾液，以利于咀嚼和吞咽。舌头更是不可或缺的说话工具。

大、小唾液腺每天至少分泌 2L 唾液，使口腔湿润、光滑，混合食物。唾液中绝大部分是水，0.5% 为固体，主要是淀粉酶、唾液素，馒头还在口腔时，它们就开始分解碳水化合物了，所以我们吃馒头时多咀嚼一会儿就会有甜味。但遗憾的是，口腔中的细菌也喜欢糖，它们吞噬释放的糖并排出酸，这些酸会腐蚀牙齿，进而发生龋齿（蛀牙）。唾液中的溶菌酶可消灭许多细菌，但却与导致蛀牙的细菌友好相处，真不够意思。

嗅觉、味觉对吃饭的影响

嗅觉是 5 种感觉中最原始的。感知气味的是位于鼻腔内的嗅细胞。但人类不需要有像狗、猫一样灵敏的鼻子，日常信息的收集主要依赖眼睛和耳朵，这种过时的感觉体系退化一点也不奇怪。话虽这么说，可嗅觉对新生儿是至关重要的，为什么呢？刚刚出生的婴儿是看不见东西的，要靠比较原始但暂时还很有效的嗅觉闻到母亲乳房发出的气味才有奶吃。另外，失去视力和听力的海伦·凯勒说过，用气味可以区分人格，但目前为止，科学家们还不明白不同人格如何散发出不同的气味。

动物的嗅觉原本是为了感知远处的食物及敌人，所以是以气味为基础来进行精密区分的。味觉则是以入口的东西为基础，如果无法区分苹果和梨的味道，这不是什么大事，但分辨不出坏了的苹果可不行，有毒物质和腐败物质基本上都带有酸味和苦味。味觉既让人类享受美味，也能保护生命！这种功能追溯到源头，其实就是为了生存。

味觉使我们的生活丰富多彩。味觉有甜味、酸味、苦味、咸味和辣味。感受味道的器官是味蕾，其表面有对应 5 种味道的 5 种受体。如我们口中含着糖果时，糖分子就会与甜味受体紧密结合，接着甜味受体通过神经向脑传递信号，于是才会感到"啊，这么甜呀"！食物中有多种味道，即使很甜的食物，如果有咸味的话，咸味受体也会感觉到并传递出咸味信号。辣味会直接刺激神经，与其说是辣，倒不如说是疼痛更确切。再加上食物的温度、口感、香味等刺激，各种刺激被综合处理后，脑感知到的就是整体感觉。

甜味、咸味都是身体必需的营养成分味道，这里面也有人们为了生存而掌握的惊人的奥秘：吃必需的营养成分时，就感觉很好吃。比如，空腹能量不足时，脑内的特定餐饮中枢就会发挥作用而提高对甜味的敏感度，于是我们就会觉得甜味的食物很好吃，从而增加食欲。然而，当饱腹时，瘦素就会发挥作用，降低对甜味食物的敏感度。这就印证了一句俗话——饿时吃饭香。

生命之泉

女性乳房最原始的功能是作为生命之泉的象征，哺育后代，延续种族。现代社会除保留了乳房原始功能外，又赋予其美学功能。丰满挺拔的乳房是女性曲线美的重要组成部分，与靡颜腻理一样，都是显示青春活力、健康美丽的重要特征。

公元前 2 世纪，古希腊时代的维纳斯女神雕像，直到今天仍然是女性美的象征。维纳斯的乳房丰满匀称，大小适中，象征着富饶和多产，更是女性第二性征的直接显露。

乳房是由皮肤覆盖着的乳腺组织和脂肪组成的。乳头形状呈短柱状，乳头周围颜色呈蔷薇色或褐色部分，叫乳晕，其颜色深浅在不同的生理状

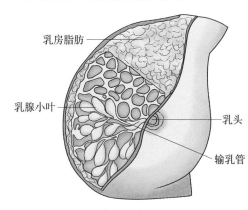

乳房结构前面观

乳房脂肪

乳腺小叶

乳头

输乳管

态下不断变化。哺乳期乳腺
分泌乳汁，经输乳导管排出，
哺育婴儿。乳房的大小和形
态随年龄而变化，也与种族、
营养、遗传、地理因素有关。
女性 12 岁左右在激素作用下，
乳房开始发育，妊娠期和哺乳
期乳腺充分发育。老年后乳腺
退化，逐渐被结缔组织代替。

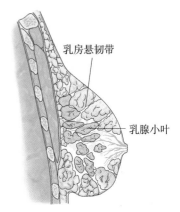

乳房悬韧带

乳腺小叶

乳房结构切面观

　　乳房悬韧带位于乳腺小叶之间，连接浅筋膜与胸肌筋膜，
对乳房起支持和固定作用，因英国外科医生 Cooper（1768—
1841）最早发现，故称 Cooper 韧带。乳腺肿块局部增大，
而 Cooper 韧带不能相应增长，牵拉皮肤内陷，出现"橘皮
样变"，这是乳腺癌的典型症状。

　　哺乳期的乳腺感染需要重视。往往出现在初产妇产后的
前 2 个月，其原因是初生婴儿吸吮能力不足，乳腺内大量
的乳汁不能及时排出，使得乳汁淤积，导致经乳头或伤口侵
入的细菌增生，乳腺感染。应及时就医，如形成脓肿，要及
时切开排脓。你知道排脓时外科医生为什么要做放射状切口
吗？因为输乳管从乳头向外呈放射状走行，切口沿输乳管走
行方向就不易切断输乳管。由于哺乳期乳汁不断产生，一旦
切断输乳管，乳汁从断端流出，输乳管很难愈合。

乳腺肿瘤

女性乳腺良性肿瘤是由于乳腺实质不同程度增生形成的小结节，多见于 30~50 岁的女性。其特点是表面光滑，活动性好，伴有轻度疼痛，进展较慢，对身体并无大碍，但应定期复查，保持警惕，必要时可局部切除。

乳腺癌的发病率已超过肺癌，成为全球第一癌，多发生于 40~60 岁的女性，但有年轻化的趋势。除了遗传高危因素外，现代生活模式的变化，容易令人养成不良生活习惯，如运动减少，饮食结构不合理等，加上部分女性晚婚晚育，初潮来得早，绝经来得晚，都增加了乳腺癌发生的风险。在我国每年约有 30 万人患乳腺癌。

治疗乳腺癌的关键在于"早"。早发现，早治疗，可能仅需一次手术就可治愈，而不需要化疗、放疗、内分泌治疗等，付出的代价也越少，患者的耐受性会更好。

专家不建议患者通过自检发现肿块，一般自检出来的肿块，往往直径在 1cm 以上，至少已是中期。早期发现主要通过主动体检。专家主张通过彩超、钼靶（乳腺 X 线）和核磁共振（MRI）等影像学方法，能筛查出直径 2~3mm 的乳腺癌，可得到及时的手术治疗。40 岁以下的女性筛查应以彩超为主，每年一次，中国大多数女性乳腺是致密型的，而且比较小，容易用彩超筛查。超过 40 岁的以彩超结合钼靶筛查，每年一次；对于有乳腺癌家族史的患者，35 岁以上的每年一次 MRI 检查。

有关乳腺癌的文字记载，最早要追溯到公元前 3000—前 2500 年的古埃及。1862 年，在《爱德恩史密斯外科手稿》一书中，记录了古埃及医生对乳房肿瘤的描述，但对于其处理的回答却非常简单和诚实：没有治疗方法。此后，作为一种存在于体表的肿瘤，乳腺癌手术成为人类历史上首先实施的癌症手术。18 世纪，法国外科医生 Petit（1674—1750）提出了乳腺癌手术的统一概念。1757 年，法国外科医生 Ledran 提出乳腺癌是通过淋巴管播散的局部病变，淋巴结切除应作为乳腺癌手术治疗不可或缺的一部分。

霍尔斯特德对乳腺的解剖、乳汁的分泌和乳腺癌的发生机制有深入的研究。他认为乳腺癌是一种原发于乳房的疾病，发病后向周围入侵，术后的复发与病灶切除不彻底有关。因此，他的乳腺癌手术方案就是切除整个乳房，即根治术；同时切除乳房深面的肌肉、腋淋巴结，甚至锁骨下和胸廓内的淋巴结，即超根治术。由于清扫了腋淋巴结，会出现难以治愈的上肢淋巴水肿。胸大、小肌的切除，使肩关节变形。这种大刀阔斧的乳腺癌根治术一直持续到 20 世纪初。虽然如此，乳腺癌根治术复发的病例不在少数。后来一项乳腺癌根治术、乳房局部切除术、乳房局部切除加放射治疗效果的对比研究表明，三者的治疗效果并没有明显差异，但乳腺癌根治术却付出诸多沉重的代价。

此后，围绕关于乳腺癌究竟是全身性疾病还是局部问题，是否需要大范围切除的争议一直持续到现在。随着生物学和免疫学研究的深入，20世纪80年代肿瘤学界逐渐认识到：乳腺癌是一种全身性疾病，对原发病灶和区域淋巴结的处理方式不会提高患者的生存率。全球多项极具代表性的对乳腺癌保乳术与乳腺癌根治术的疗效进行的对照研究，均证实了以最小的伤害进行保乳手术的可行性，同时也肯定了保乳术后放疗的必要性。在今天，乳腺癌在精准诊断、微创手术操作下，5年生存率已经接近90%。

乳房重建

一些发达国家的女性和整形外科对乳房重建的重视从几次国际会议的报道中可见一斑。近十几年来，笔者连续参加中国台湾、芬兰赫尔辛基和印度孟买的国际显微修复重建外科学术会议，在8个分会场里，有2~3个分会场有与乳房显微修复重建相关内容的报告，包括乳房重建的皮瓣显微解剖学、重建乳房的技术以及术后护理和康复。患者年龄从40多岁到80岁；有部分乳房重建的，也有整体乳房重建的；有单侧的，也有双侧的。我向同行朋友咨询，朋友的回答直截了当：这与人的世俗观念、医疗水平和社会发展水平息息相关。发达国家的许多现代女性非常看重外在美，在她们看来，乳房是女人的重要标志，没有挺拔的乳房就不能充分展现女性的美。年轻女性还担心失去乳房会影响性生活并加速衰老。因此，这些患者在乳腺癌手术后一定会择机进行乳房重建术，有的部分乳房切除后立马重建，即使到了七八十岁，只要身体条件允许也要乳房重建，以恢复昔日的光彩和自信。

乳腺癌切除术不仅导致患者身体局部缺损，也会给女性带来一定的心理阴影，可通过乳房重建术来解决患者的心理需求。随着显微整形外科技术的提高，利用自带血供皮瓣重建的乳房从大小、外形到位置已非常接近正常乳房。几年前，借着在台北举办的"海峡两岸手功能重建高峰论坛"的机会，我有幸去林口长庚纪念医院整形外科参观乳房重建术。因为我是这个论坛的发起人之一，林口长庚纪念医院的魏福全教授是另一发起人，双方合作愉快，故他们把乳房重建术的家底全部展示给我们，看完手术效果，叹为观止。林口长庚纪念医院的整形外科世界一流，而南方医科大学的临床解剖学研究成果为世界显微外科的发展做出了巨大贡献，两岸同行十几年来的学术交流非常顺畅，双方受益匪浅。

林口长庚纪念医院整形外科把乳房再造手术通常分为两期。一期是选用腹部皮肤，学名叫"腹壁下动脉穿支皮瓣"。腹部皮肤面积大，皮下脂肪多，血供来源恒定，可切取 10cm×15cm 以上面积的皮瓣，即使重建较大体积的乳房也足够用了。皮瓣切取后塑形，应与对侧正常乳房体积相同，移植到乳房缺损处，皮瓣内的动、静脉与缺损处动、静脉吻合。重建的乳房成活后再做二期手术，即乳头再造。再造的乳头与对侧的大小相同，外形和颜色近似，连乳头周围的乳晕也造出来了。其设计之巧妙，操作之精准，真是巧夺天工，惟妙惟肖，如不仔细观察，绝对看不出这是"赝品"！

近十年来，随着中国经济起飞和显微外科技术的进步，乳房重建技术日臻成熟，人们的观念更新，也使乳房重建术的病例成倍增长，技术已经达到世界先进水平，相信该手术会使更多的患者绽放自信笑容。

胸部平坦也会使一些女性信心不足，目前最常用的方法是隆胸术。隆胸是指通过植入假体或自身组织，使乳房体积增大、形态丰满匀称，以改善自身体形、恢复女性特有的曲线美的一种整形手术。最常用的方法是硅胶囊假体隆胸，它根据需要定制不同大小硅胶囊假体，将其植入胸大肌筋膜与乳腺之间的筋膜间隙中。其他方法还有自体脂肪隆胸、注射隆胸、自体脂肪组织筋膜瓣游离移植等。

"物极必反，过犹不及。"某些原因引起的乳腺组织和脂肪结缔组织过度发育、增生称乳房肥大或巨乳症，会不同程度地改变胸部的外形，还可能出现各种症状，如乳房过重引起背部疼痛以及对患者造成心理负担，需行乳房缩小整形术，以达到治疗和美容的双重目的。

多乳症

女性正常有 2 个乳房，多于 2 个者称多乳症，是先天性畸形中较常见的一种，中国人的发生率为 1%~3%，常与家族史有关。胚胎发育早期，自腋窝至腹股沟线上有 6~8 对局部隆起的原始乳腺，随着胎龄增大，除胸前的一对原始乳腺（胸乳）继续发育外，其余的均逐渐萎缩而消失。哺乳动物中，除人类外，猿、猴、大象也是一对乳房，而猪、狗、猫等为多乳房，牛、羊保留最后方的乳房（腹股沟乳房）。人的胸乳以外的原始乳腺如不消失，甚至继续发育，则形成副乳腺，即多乳症。有的副乳腺有乳头形成并伴有腺体组织发育，称为完全性副乳；若仅有乳头而无乳腺实质者，称为副乳头；有的并无乳头突起，仅有两侧对称的小凹陷或皮肤色素沉着。与多乳症相反，有的人缺少一侧乳房，如乳房错位到腋窝则称腋窝乳房。

多乳症在青春期前处于相对静止状态，随着第二性征的发育而逐渐增大，完全性副乳也接受雌激素、孕激素和催乳素的影响，在月经期、妊娠期和哺乳期出现局部增大、肿胀和疼痛，甚至可能分泌乳汁。如副乳逐渐增大，其内如触及异常肿块或乳头肥大者，有可能发展为恶性肿瘤，应考虑手术治疗。

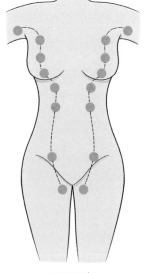

原始乳腺

人体的中流砥柱

300 万年前的一天，雨后天晴，秋高气爽，一伙从森林里走出来的人类祖先结队外出，四足行走在开阔的草原上觅食。忽然看到前方有一片小树林，树上挂满了红彤彤的果子，但够不着，面面相觑，望眼欲穿。此时，首领大胆地用双足支撑身体直立起来，果然如愿以偿。其他伙伴如法效仿，也得到了果子，饱餐一顿。从此，他们慢慢尝试两条后肢和脊柱竖向定位，持续支撑全身来抵抗地心引力，解放出前肢，逐渐平稳地站起来了，走到更远的地方去觅食。在此之前，人类是最缺乏自卫能力的动物之一，常是狮子和老虎的快餐，甚至连鬣狗都敢欺负我们。直立行走以后，人类才得以成为动物之王。

人类站起来的得与失

除了袋鼠等少数物种外，其他物种都是水平体位，始终没有完全获得双腿直立行走的机会和能力。人类放弃了四点着地的安全性，而选择了用双腿直立行走、负重，使身体的姿势和走路的步态，在脊椎动物王国中独树一帜。解放出来的双手成为劳动工具，从而成为动物界的佼佼者。人类没站起来时，脊柱是一座平衡的吊桥，但直立后的脊柱不能完全适应功能的需要，尽管出现生理弯曲，但在重力和运动的双重作用下，容易出现椎间盘突出、腰肌劳损、驼背等诸多无法回避的疾病，这是人类站起来一定要付出的代价。

脊柱生理弯曲的形成

脊柱是人体的中轴，又叫脊梁骨，为人体名副其实的中流砥柱。脊柱的形态、构造与其他动物不同，有椎骨 26 块（颈椎 7 块，胸椎 12 块，腰椎 5 块，骶骨、尾骨各 1 块），借椎间盘、韧带及关节像叠罗汉一样连结在一起。椎间盘位于相邻两椎体之间，约占脊柱长度的四分之一。新生儿的脊柱只有一个后凸的大弯曲。出生后第 3 个月，婴儿学会抬头向前看时，出现了向前凸的颈曲，以保持头在脊柱上的平衡。出生后第 18 个月，幼儿学会爬行、站立和走路时，又出现了前凸的腰曲，这样脊柱从一个大弯曲变成了人类特有的4 个生理性弯曲：胸曲和骶曲向后凸（原始的），保持了胸腔和盆腔的容积；颈曲和腰曲向前凸，使脊柱更加稳定和平衡。脊柱的生理弯曲有利于负重、减震、保护和运动。脊柱在站立位时，重力线通过相邻弯曲的交接处向下，然

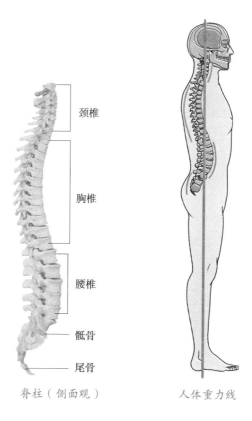

颈椎

胸椎

腰椎

骶骨

尾骨

脊柱（侧面观）   人体重力线

后从髋关节稍后方，膝关节、踝关节的稍前方到达地面。

　　不论脊柱在运动还是在休息，周围大大小小的 400 多块肌肉和 1000 多条韧带都起着重要连结和支撑作用。过度负重、牵拉或扭曲，都有可能造成腰肌劳损或韧带撕裂。腹部过度肥胖，妊娠后期，沙发、床垫太软都会增加脊柱肌肉、韧带的负担，出现腰背疼痛。

　　人在走路时，脊柱因克服重力做功和身体各个活动部位之间的摩擦要消耗能量。消耗的能量越少就感到越轻松，反

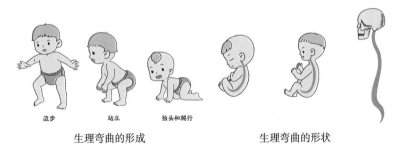

迈步　　　　　站立　　　抬头和爬行

生理弯曲的形成　　　　　　　　　生理弯曲的形状

脊柱的生理弯曲

之会感到疲劳。由于具有生理弯曲的脊柱起到弹簧作用，习惯于用头顶重物行走的人（如朝鲜族妇女），在行走时身体重心上下移动，重物就像压在弹簧上，用于克服重物的重力所做的功就少，消耗的能量也相应减少，人就感到轻快。经测试，头顶重物只占体重的 20% 时，能量消耗与不负重没有差别。

脊柱的结构

第 1 颈椎又称寰椎。寰椎以两个小关节面支撑起诺大头颅，颇有古希腊神话中的大力神阿特拉斯（Atlas）的气势，故寰椎用 Atlas 来命名。传说，Atlas 与众神在反叛中战败，被宙斯惩罚去西方站在地母盖娅身上，终生用双手与肩颈托着圆圆的天球（天父乌拉诺斯），让天父与地母分居，不得见面（真够神话的！）。也有另一种说法，欧洲人把 Atlas

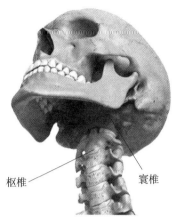

枢椎　　　　　　　　寰椎

寰椎（李瑞锡教授惠赠）

想象成一个身背地球的巨人，故将其印在地图的一边或塑在地球仪上。

　　寰椎没有椎体，实际上它的椎体演变为连在第2颈椎（枢椎）椎体上的齿突，与寰椎前弓构成寰枢关节；寰椎以两个上关节面与枕骨髁构成寰枕关节，从而使我们能低头看地、抬头看天和左右摇头各180°。这些关节使头运动灵活，弥补了一些缺陷，有利于人们眼观六路、耳听八方，这是人类进化中的奇迹之一。

　　腰椎粗壮，是整个脊椎中负重最多、活动范围最大的部位。腰椎后方两侧有强大的竖脊肌支撑，以保证伸懒腰时所需的向后拉力。举重运动员将上百公斤的杠铃举起时，就需要强大的腰肌，佩戴腰围是为了集中肌力，也有利于保护竖脊肌免受拉伤。

身高变化的因素主要在脊柱。正常情况下，每天 24 小时身高都会有约 2cm 的变化，白天受重力或劳动负重的影响，椎间盘和关节软骨受压而身高降低，晚上平卧后解除负荷，第二天一大早起来时身高会恢复如初。走路姿势对脊柱外形也有影响。正常人走路时脊椎稍微前倾是出生后从爬行到学会走路过程中养成的一种习惯，也是比较舒适和安全的姿势，但过度前屈会加速驼背。小学生经常背过重的单肩包或习惯性侧身写字，时间长了有可能出现不可逆转的脊柱侧屈。

老年人为什么会变矮？首先要知道，人的长高主要靠脊椎和下肢的增长，人体发育成熟后，下肢长度基本不会再变化，但脊柱的长度却会由于各种因素变短变弯，如椎体脱钙、椎间盘脱水，以及上面谈到的重力因素等，使老年人的身高"缩水"或出现驼背。青少年出现的先天性或后天性脊椎畸形不仅使脊柱变短，也会严重影响发育和功能，应及时矫正。

说到骶骨还有一段神话小故事。骶骨在欧洲历史上曾被奉为神圣的象征，中世纪时欧洲人认为这里是人类精髓的宝库（产生和储存精子的地方），人的复活将从骶骨开始，释放出的能量在创造新生命时不可或缺。后来人们才明白，这是子虚乌有的事，与生殖无关，骶骨就是脊柱承重的基座，骨盆的后壁而已。

椎间盘

椎间盘有 23 个，均位于相邻两个椎体之间。椎间盘分为中央部的髓核，富于弹性的胶状物质；周围部的纤维环，由多层纤维软骨环按同心圆排列。椎间盘的总厚度为脊柱总长的1/4~1/5。腰部的椎间盘最厚，约为 9mm。椎间盘有支撑、连接、减震、保证脊柱的活动度等作用。

椎间盘突出症是临床上较为常见的脊柱疾病之一。主要是因为椎间盘的纤维环退行性病变或扭伤而破裂，髓核从破裂之处突出，使相邻的脊神经根和脊髓受到刺激或压迫，产生颈肩或腰腿疼痛、麻木等症状。椎间盘突出症轻者可通过牵引使突出的髓核复位，重者可通过椎间孔微创手术摘除突出的髓核，为神经根减压，效果最为理想。

睡姿对脊柱的影响

不良的睡姿会影响到脊柱的平衡，导致脊椎周围的肌肉、韧带慢性损伤。"日食三餐，夜眠一觉，无量寿佛"的意思就是白天吃好三顿饭，夜晚好好睡一觉，这就是人生最大的福分。每天都要睡觉，这是人类进化过程中形成的不可改变的生活过程。据统计，人的一生中有 1/3 的时间在睡眠中度过。成年人每天的睡眠时间为 6~9 小时，睡眠质量的高低对健康至关重要。

人类直立行走使脊椎承受较大的压力，当躺下时身体与床充分接触，减少了身体直立时对抗重力的负担。睡眠是脊椎自我修复的重要环节。不同睡姿与习惯有关。有些人喜欢侧卧睡觉，但左侧卧睡觉可能会影响心脏功能，而右侧卧位睡觉特别适合于心脏病患者。不提倡俯卧睡觉，可能会影响呼吸。健康、舒服的睡姿就是仰卧！仰面朝天躺在床上，脊柱在一条直线上，在睡眠中能得到充分放松。但仰卧有一个前提，老年人最好在腰部放一适度厚薄的垫子，以减少腰部僵硬和不适。长时间一个姿势睡觉会感到疲劳，应经常变换睡姿。睡姿不对，翻身重睡！

范后宝医生在一篇文章中讲到枕头与颈椎的关系，说"高枕未必无忧"，这有道理。很多人都有这样的体验，明明一夜睡眠质量挺好，但早上醒来却觉得脖颈酸痛。难受之余，你有没有想过，可能是你的睡眠"伴侣"——枕头的使用出了问题。有些人可能根本意识不到枕头会有什么问题，也不会在选择枕头上下功夫。想想看，整整一个晚上把脑袋

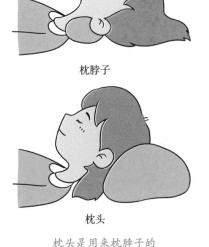

枕脖子

枕头

枕头是用来枕脖子的

枕在一个极不舒服的枕头上，颈部的肌肉该多么难受啊！

使用枕头非常必要。颈椎有一生理性前凸，在任何情况下，保持这种自然生理弧度是最舒服的。枕头的作用就是在睡觉时维持这个正常的生理弧度，以保证颈部的肌肉、韧带处于放松状态！如果睡觉时用枕头来枕"头"，那颈椎就失去了支撑。所以枕头不是用来"枕头"的，而是用来"枕脖子"的！

高枕未必无忧。太高的枕头"枕头"会让人一直被动保持低头的姿势。而太高的枕头"枕脖子"又会使脖子处于过伸状态，容易影响呼吸，出现张嘴呼吸、打鼾等问题。

怎样选择一个合适的枕头？睡觉有时侧躺，有时平躺，不同姿势脖子的高度不一样。躺下来感觉头、脖子、肩背部都很放松就是最合适的枕头。

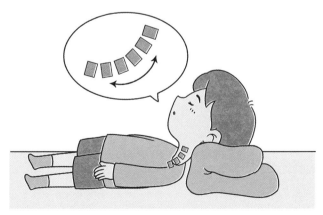

过高的枕头"枕头"

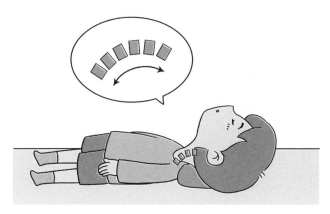

过高的枕头"枕脖子"

尾巴的作用

当我们看到脊椎动物都有或长或短、或大或小的尾巴时，总会联想到，人也是脊椎动物，尾巴去哪了？尾巴有什么作用？尾巴是生物进化、自然选择的结果。尾巴是脊柱的一部分，由脊柱末段几个或数十个尾椎构成。不同动物的尾巴表现出不同的作用：有的在运动中保持身体平衡及转换方向或产生动力；有的在静止时支撑身体重量；有的作为捕猎或搏斗的工具等。受宠犬与丧家犬的尾巴不一样，这与心情有关。

人类为什么失去了尾巴？那要从生物进化上解释，胚胎第 31~35 天时已出现尾巴，在发育过程中才渐渐消失，残留的几块尾椎融合成 1 块尾骨。人类胚胎期间演绎了人类尾巴的整个进化过程。由此可见，很久以前人类的祖先也曾拥有过尾巴，进化成现代人后就不需要了，这符合生物进化中用进废退的法则。

脊柱裂

脊柱中央的椎管是胚胎发育过程中左右侧椎弓板向后正中线愈合时形成的，容纳脊髓及脊膜。在发育过程中由于妈妈或胎儿的原因，两侧椎弓板没有完全愈合，则会形成脊柱裂。这就是民间所说的"胎里带"，指从娘胎里带来的疾病，即先天性疾病。严重的脊柱裂可同时有脊膜、脑脊液或脊髓从裂隙中膨出，会出现严重的脊神经功能障碍。产前超声定期检查能够早期发现。有的先天性疾病手术效果较好，如唇腭裂或多指畸形；有的治疗效果较差，像脊柱裂。

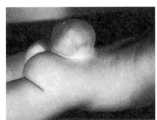 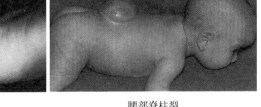

骶部脊柱裂　　　　　　　　　腰部脊柱裂

脊柱裂（肺泡中充满脑脊液）

脊柱是人体的中流砥柱，我们一定要认真地呵护它！

神奇的人体过滤器

远古时代，所有生物都生活在海洋中，代谢后产生的氨直接排到水中。后来，一部分生物爬上岸，成为两栖类动物，进而进化成脊柱动物和哺乳动物，此时，"体内氨的排放如何解决"就成了大问题。哺乳动物通过进食获得的营养物质，作为能量的来源，这些燃烧的营养物质主要是碳水化合物、脂肪和蛋白质，其中碳水化合物和脂肪是由碳、氢、氧原子构成的，一旦燃烧，就会产生水和二氧化碳，这二者本来就是存在于体内的物质，对身体无害。蛋白质分解后除了碳、氢、氧外，还有氮。氮能形成氨，氨有毒。上岸后的动物排放氨就比较麻烦了，好在肾脏能把氨合成毒性较小的尿素，溶于尿液后排掉，解决了"体内氨的排放"这一大问题。

尿的形成

上述这一难题是神奇的肾脏完成的。肾脏位于腹后壁，脊柱的两侧，似蚕豆，重约 140g。每分钟通过肾脏的血流量高达 1000mL，以净化血液并排出多余水分。肾脏不仅产生尿，而且对体内环境的稳定举足轻重。肾脏是一个管道系统，包括粗细不等的血管和肾小管。每个肾脏的肾小管连起来可长达 100km。小动脉将滤出除血细胞、血小板、蛋白质外的大多数有形成分、水分、离子及代谢产生的有毒物质并送进肾小管，形成"原尿"，肾小管再将有用的有形成分和99% 的水分重吸收，送回静脉。完成这一过程后，每天仅剩下 1~1.5L 浓缩的"终尿"，经肾盏、肾盂、输尿管、膀胱、尿道排出体外。

尿量随着摄入的液体量、运动量和环境温度，甚至精神状态而变化。如每天排尿低于 0.5L 者为少尿，多于 2.5L 者为多尿。肾炎可影响尿量和尿的成分。脑垂体分泌的抗利尿激素的减少，可使大量原尿排出，形成"尿崩症"。糖尿病患者尿中糖分多，渗透压高，携带大量水分排出，因此，出现三多症状（吃得多、

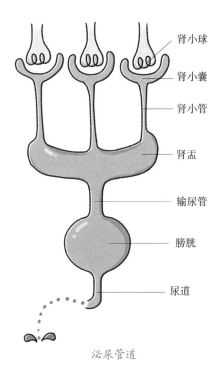

肾小球
肾小囊
肾小管
肾盂
输尿管
膀胱
尿道

泌尿管道

喝得多、尿得多）。如果代谢紊乱，矿物质沉积在肾内，形成大小不等的石头，这就是肾结石，肾结石进入输尿管叫作输尿管结石，进入膀胱改名为膀胱结石，进入尿道则称为尿道结石。有的人只有一个肾（单肾），有的肾位于盆腔内（异位肾），变异种类林林总总，如无特殊检查，终生都不可能发现。

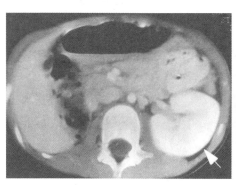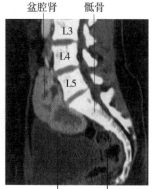

单肾（箭头示）　　　　　　　盆腔肾

过量饮水后，为了尽快排出多余的水分，肾脏会计算好时间，30 分钟后你一定要去卫生间。饮水太少，或大量出汗，小便量就会减少，你也应该尽快补水。吃太咸的饭菜，会感到口渴，肾脏也会调节，尽快排出过多的盐分。心功能不好的人摄入盐分太多，血容量就会增加，随之血压升高，因此，一定要控制盐分摄入的量！

尿液浓缩有什么好处？我们从饮食中获取水和盐分，通过呼气、出汗不断失去水分，其结果是血液内的盐分浓度升高，为了维持内环境的平衡，必须要扔掉一些盐分。肾小管通过回吸收保留足够的水分和排出过量的钠，从而保证了浓缩后的"终尿"的量和成分正常，以维持人体内环境的平衡。钠是维持生命的重要物质，血液中钠的含量一定是 0.9%，比这个浓度高或低，细胞都不能正常工作，这样你就理解了临床输液治疗中为什么用浓度是 0.9% 的生理盐水。

早在亚里士多德时期，人们就已经认识到血液经过肾脏过滤后可以形成尿液，但如何形成的并不清楚。欧洲文艺复兴时期，意大利帕多瓦大学的泽尔比斯认为肾的上半部负责收藏血液，然后经过中央的膜状结构过滤形成尿液，但他从未在肾脏内找到所谓的膜。

在泽尔比斯离开帕多瓦大学之后，维萨里成为继任者。维萨里通过仔细观察没有发现膜状结构，认为肾脏是以某种方式滤过血液，但具体机制没弄清楚。直到 150 年后显微镜的出现，人们才逐渐明白肾脏产生尿的机制。马尔比基用显微镜发现肾脏毛细血管最终形成了筛状结构。又过了 250 年，人们才通过扫描电镜发现肾小体内是一团毛细血管球，毛细血管形成的肾小球将血液中的物质过滤后排入杯状的肾小囊。肾脏的运行机制貌似简单，但实际过程深奥玄妙。有人认为模拟肾脏功能是件轻而易举的事，实际上非常困难。现在人工肾的功能逐步智能化，但比我们自己肾脏的功能还差十万八千里。

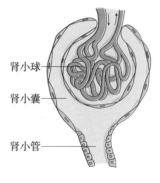

肾小球

肾小囊

肾小管

肾小球和肾小囊

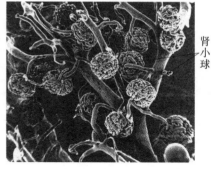

肾小球

肾小球（扫描电镜像，SEM×210）

尿的成分

尿的各成分比例相对恒定，不含蛋白和各种血细胞。尿中如出现蛋白称蛋白尿，有血液则称血尿。少量出血，肉眼不易分辨，需显微镜下才能看到；大量出血，肉眼可见尿呈红色。应尽快到医院检查清楚是否有肾炎、肾肿瘤、肾结石或膀胱结核。

为什么尿液有时黄、有时清？尿液的黄色其实是其中的"尿色素"所致。尿色素来源于胆红素。胆红素是衰亡的红细胞色素，呈黄色，经胆汁排入肠道，被肠内细菌分解后进入血液，再经肾脏处理变成尿色素，小便就被"染成"黄色了。肝炎患者的尿液因胆色素含量高呈深黄色，皮肤、结膜也能染黄，称黄疸。糖尿病患者的尿液含糖量高，有水果甜味，撒到地面上的尿液，很快就会招引喜欢甜食的蚂蚁聚餐。

大量饮水，小便会被"稀释"，变得清亮。吃紫红色火龙果后排出的尿呈红色，吃麻黄素后尿呈黄色，不要惊慌，排几次尿颜色就正常了。刚排出的尿是无菌的，但稍后空气中的细菌就会把尿液中的尿素转化成氨，所以通风不好的卫生间会散发出刺鼻的氨气味。

肾透析

慢性肾炎治疗不及时会转为肾功能衰竭（尿毒症），目前最有效的治疗方法是肾透析，有条件的可做肾移植。

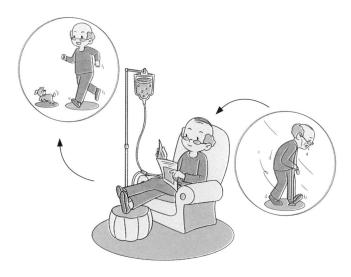

居家智慧化腹膜透析

1943 年，荷兰医生威廉·考尔夫（Willem Kolff）发明了第一台具有实用价值的肾透析机，此后逐步完善，直到目前的智能化，全世界有数百万患者依赖肾透析维持生命。肾透析分为血液透析和腹膜透析。血液透析俗称人工肾、洗肾。它是利用半透膜原理，把血液内的各种代谢废物和过多的电解质移出体外，达到净化血液的目的，每周要做 2~3 次。腹膜透析是利用腹膜作为半渗透膜，通过重力作用将配制好的透析液经导管灌入患者的腹膜腔，这样，在腹膜两侧存在溶质的浓度梯度差，高浓度一侧的溶质（腹膜内血管代谢废物）向低浓度一侧（透析液）弥散，通过腹膜透析液不断地更换，以达到净化血液的目的。目前可智慧化居家腹膜透析，不用去医院，非常方便、经济和安全。

肾移植

目前，肾移植是肾功能衰竭最有效的终极治疗办法。肾移植分为尸体肾移植和活体肾移植。前者是指将尸体提供的健康肾移植到患者体内；后者是指在有血缘关系的供者、接收者之间，或"活体无关供者"与接收者之间进行的肾移植。

肌肉——健康的本钱

人体内的肌肉有心肌、平滑肌和骨骼肌，我们在此介绍的是骨骼肌。

骨骼肌的结构

骨骼肌因附于骨骼而得名，因其能随人的意志而运动又称随意肌。全身的骨骼肌约占体重的 40%，是名副其实的健康"本钱"。直到 18 世纪，才有了规范的肌肉名称，命名的肌肉有 639 块，这很大程度上要归功于英国解剖学家威廉·考珀和苏格兰解剖学家詹姆斯·道格拉斯。骨骼肌是人体把化学能转换为机械能的机器，在大脑的支配下，它产生的力量能够自主地完成我们日常生活、工作中的各种运动。如果将一块骨骼肌放大数百倍，就会看到肌肉是由许许多多细长的圆柱状肌纤维构成的，每根肌纤维比头发丝还要细，但能支撑比它自身重 1000 倍的物体。组织化学分析证明，肌纤维由两种蛋白质组成，即肌动蛋白和肌球蛋白，它们的运动方式非常简单，像齿轮一样链接起来，紧紧地咬合在一起，然后再放松解除咬合，回到正常状态。参与运动的肌动蛋白和肌球蛋白越多，肌肉的力量就越大。

骨骼肌还是重要的代谢器官，比如它能储存蛋白质，当食物中的蛋白质摄入不足时，可将蛋白质分解为人体必需的氨基酸，供机体合成其他物质。骨骼肌也是储存糖原的主要部位，能够帮助稳定血糖。

为什么体育赛事中要检测类固醇？是因为类固醇能促进蛋白质合成，提高肌肉的力量。这些人工合成的促进蛋白质合成的类固醇，具有影响体内激素的分泌、损害肝脏等副作用，属于兴奋剂，故运动赛事禁止使用。

骨骼肌的年龄变化

老年人随着年龄增加，日常活动和自理能力也受到限制，运动量减少致骨骼肌内物质悄悄流失，运动神经元慢慢退化，激素分泌逐渐减少，从而出现站立不稳、行走困难、极易跌倒。肌肉衰退一般发生在 40 岁后，55~60 岁时会出现较明显的肌力下降，特别是更年期的女性。衰退最快的是下肢肌肉。人过了 50 岁，上肢和躯干的肌肉量可能不会有明显的变化，但下肢的肌肉量大多呈减少趋势。这就印证了民间的一句说法：人老先从腿上老。

日本运动医学教授樱庭景植指出，下肢衰退最快的肌肉是大腿的股四头肌，一般在 40 岁左右迎来生长发育巅峰，之后随着年龄增长逐渐减少，到 60 岁时，肌肉量只剩下 70% 左右。以下因素也会使骨骼肌在不知不觉中流失：一是久坐不动。骨骼肌遵循"用进废退"的法则，你不去刺激它，它就不会生长。因此，长时间不运动，就会出现肌肉流失、功能退化。研究表明，如果两周不使用下肢肌肉，大腿后肌群的力量衰退 14%，股四头肌力量衰退 20%。二是营养不良。除了运动，肌肉量还与营养密不可分。因为肌肉的形成要经过"肌纤维撕裂—自动修复—形成更粗的肌纤维"这一过程，而修复需要蛋白质等营养物质。

运动不足的肌肉，肌内蓄积白色脂肪而变成"雪花牛肉"样，代谢明显下降。坚持运动的肌肉坚实有力。早在胎儿时期，肌纤维就已经制作出来了，随着胎儿生长，成肌细胞逐渐融合，变成细长纤维状细胞（肌纤维）。融合后，多个细胞核分布于细胞边缘。每个肌纤维周围有 5~10 个卫星细胞，经常运动的肌肉，卫星细胞会变成肌细胞。缺乏运动时，卫星细胞会变成脂肪细胞。这个变成脂肪细胞的开关被"运动"控制着，当肌肉不运动时，这个开关就开启了。但不要怕，卫星细胞的繁殖能力很强，只要恢复运动，坚持运动，卫星细胞会逐渐融合而使肌纤维再次变粗。可见，肌肉的命运与我们的健康息息相关，但决定肌肉命运的是我们自己是否运动。

在我国，大部分老年人不知道骨骼肌的重要性，以至于随着年龄的增长身体素质也越来越差。人老是不可避免的，但是我们可以选择怎样变老，慢慢变老。对大众而言，要想增加骨骼肌或减少肌肉流失，最有效的方法就是加强力量训练，保持肌肉的活力。训练时要遵循以下原则：①均衡锻炼，有的放矢；②先练核心肌群和下肢肌群，再练小肌群；③循序渐进，量力而行，并不是练得越多越好。有时运动后肌肉会有酸胀感，那可能是运动量大了，没关系，两天内即可缓解，这是正常现象。随着肌力的增加，这种现象会慢慢消失。

"饭后百步走，活到九十九。"说明运动对于健康的重要性。但要说明两点：一是放下筷子就活动的习惯并不可

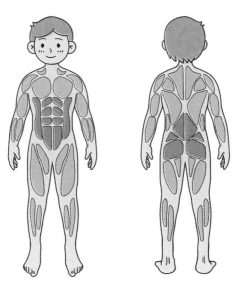

核心肌

取，会给胃肠增加负担，建议饭后休息 30 分钟左右再开始走步才能起到保健的作用；二是"饭后百步走"一定要先慢慢溜达几分钟，摆动手臂，深呼吸几次，热身运动后，进行步频（每分钟走的步数）为每分钟 60 步以上、80 步以下（3~4km/h）的低、中等强度标准运动，也就是在散步与健步强度之间。老年人每天至少要走 3000 步以上才能起到锻炼肌肉、提高健康的效果。休闲式的遛弯对肌肉锻炼作用不大。

老年人锻炼肌肉时要额外注意以下几点：①高血压患者锻炼之前要测量血压，如果血压较高，建议暂缓训练；②运动时不要憋气；③患有骨质疏松症的老人运动量不可过大，动作尽量舒缓；④老年人营养合成及代谢能力减弱，因此运动期间要加强蛋白质等营养物质的摄入，如禽蛋类、豆类、鱼类等；⑤ 70 岁以上的老年人不要盲目锻炼，以慢步行走或舒缓的太极拳为宜。此外还要养成良好的生活习惯。

运动是老年人健康最确切的晴雨表

人体是为运动而设计的，能运动意味着骨骼肌健康。运动的直接动力来自下肢，通过下肢蹬地，推动人体向前运动。

人类数百万年的进化只有一个目标，即运动起来。平衡稳定、优雅步态、健步行走，使我们从一个地方移动到另一个地方。即使在睡觉时，分管身体运动的肌肉、神经仍然在

"工作"，来处理人体千万个微小的生理过程。

现代生活是一把双刃剑。吃的东西精细了，但加速了牙齿的退化，削弱了胃肠道的消化功能；交通工具先进了，行走和负重的能力却下降了。在机场登机您要使用自动扶梯、电梯或汽车。虽然在洗手间仍然需要某些动作，但不要指望抽出纸巾或冲马桶之类的活动对身体的锻炼起多大作用。无论您希望如何在空间中移动（向上、向下或前行），工程师们都设计了一个又一个巧妙的方法，以尽量减少运动量。这是好事也是坏事，是福也是祸。

运动是老年人健康最确切的晴雨表，只有生命停止时才能真正地不动。而当一个人从人生的一个阶段进入另一个阶段时，活动方式应该发生改变。有些老年人在准备参加交谊舞之前，很有必要仔细考虑一下这种活动方式是否还适合自己。但愿您到了耄耋之年，仍与老伴在夕阳的霞光下，牵手漫步于公园的林荫小道上，有说有笑，享受着大自然馈赠的美好时光。只要坚持运动，我们都能做到！

老年朋友们，科学运动吧，强有力的肌肉才是我们健康的本钱！

人体的第一道屏障

皮肤的功能众多且独特，是人体安全的第一道屏障，保护内部器官，免受外界不测因素的伤害（物理、化学、生物因素）；通过出汗，调节体温，排泄代谢产物；皮肤内有多种感觉神经末梢，与外界保持联系，以适应瞬息万变的自然环境；皮肤能生成黑色素，以免受到过量紫外线的伤害；如某一部分皮肤缺损，可移植自己另一部位的皮肤修复。皮肤有吸收功能，如不慎接触有毒物质，可使人体中毒。

皮肤的结构

成人皮肤面积约 $2m^2$。手、足掌的皮肤最厚，眼睑的最薄。皮肤的表皮主要由角质层组成，实际上都是死亡的角化细胞，每天有成千上万个角化细胞脱落，每年脱落的角质细胞达 500g 之多。我们洗澡时搓下的"灰或泥"，绝大部分是脱落的角化细胞；你办公桌上的灰尘，大部分是自己脱落的角质细胞碎片与尘埃的混合物。表皮的深面是真皮，由分

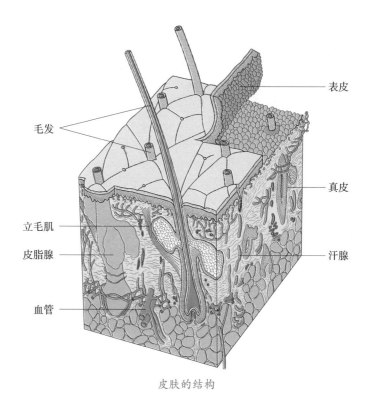

表皮

毛发

真皮

立毛肌

皮脂腺

汗腺

血管

皮肤的结构

裂繁殖活跃的细胞组成，当表皮脱落后，真皮就向浅层推出
新的角化层。真皮内有小血管、淋巴管、神经、毛囊、汗腺
和皮脂腺。皮肤深面为浅筋膜，富含胶原纤维和弹性纤维，
使其坚韧和富有弹性，柔软而有张力，可以承受一定程度的
牵拉、挤压和摩擦。

皮肤的感觉

一个人皮肤内有超过 60 万个神经末梢感受器，分别感受

痛觉、温度觉、触觉、压觉和痒觉。感受痛觉的是结果简单的游离神经末梢；感受温度觉、触压觉的结构为较复杂的小器官。人们对痒觉很熟悉，但它的感受器在哪？直观感觉上，痛觉和痒觉大不相同，但二者传入的路径和到达的脑区重叠，有学者提出痛觉感受器中包含痒觉感受器，也就是说痒是痛的一种。一些先天缺失痛觉的患者也无法感受痒。

身上瘙痒难受，必须挠挠才能舒服，就连牛马也会在树干上蹭蹭，以解后背之痒。在生物进化的历程中，凡是没用的东西，就一定不会保留下来。在我们看来痒觉是一种挠挠

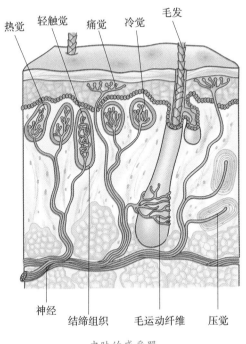

皮肤的感受器

就能解决的问题，但是这种感觉在动物的进化过程中竟然保留了下来，这是不是对生物的生存其实有着不可忽视的价值呢？神经解剖学家李云庆教授认为，"痒"是皮肤感受器感受外界环境异常的一种预警机制，这种机制就是在提示外界环境的变化，从而使机体及早做出规避。比如蚊子爬在皮肤上，引起汗毛震动产生了痒的感觉，提示外界病原体正在侵害皮肤。痒觉和痛觉都是皮肤感受器对外界环境变化的辨识，但痒觉又不像痛觉感受到的伤害性刺激那样需要立即躲避，所以相较于痛觉，痒觉对生物体的保护作用更倾向于一种预警机制。

挠痒痒为什么会舒服呢？其实是通过抓挠使皮肤产生轻微痛觉，从而抑制了痒觉。痛觉产生的时候会增加脑内多巴胺、阿片肽等化学物质的分泌，也正是因为这些物质作用到脑内各自的受体，所以产生了舒适感。

触觉最有趣的地方是，大脑不仅仅告诉你某种东西感觉起来如何，还告诉你它应该是什么感觉，这就是为什么爱人的爱抚感觉很好，而陌生人做同样的抚摸就会非常反感。这也是为什么自己给自己按摩与他人按摩的感觉不一样，他人给自己掏耳朵就比较舒服的原因。

当微风轻轻吹拂过你的脸颊，那是触觉小体（德国人Meissner 于 1852 年发现）告诉你的。触觉小体在不同部位的分布密度不同，敏感程度不同，如手部有 17000 个触觉感受器，最为敏感，以至于一个触觉感受器可以感受到不足

0.002g（2mg）的重量压力，相当于一只蚊子的重量。小小的蚊子落到手背上，你会立马感觉到；当感觉到痛时，是蚊子正在吸你的血。盲人失去视觉，会使手的触觉变得更为敏感，这就是人们常说的，上帝关上一扇门，一定会为你打开一扇窗。当你的手碰到热水杯时，会迅速把手缩回来，那是温度觉和痛觉感受器的功劳。

皮毛与汗腺

皮毛是哺乳动物所特有的，具有保暖、缓冲、伪装和保护身体免受伤害的作用。每一根皮毛都有生长周期，面部皮毛的周期是两周，一根头发则伴随你数年之久。四肢皮毛的周期可持续几个月。头发的生长速度与年龄、季节及健康状况有关，每天约增长 0.3mm。头发呈周期性脱落，我们在洗澡或梳头时会看到几根甚至十几根头发掉下来，这都是正常的。不知是什么原因，有 60% 的男性 50 岁以后会不同程度的谢顶，这与遗传有关；但与相声中的一句话"聪明的脑袋不长毛"没有半点关系。

在灵长类动物进化过程中，只有人类逐渐褪去大部分厚重的长毛。手掌、足底、乳头和外生殖器为无毛皮肤；其他部位为有毛皮肤，其中头发、眉毛、阴毛较粗大，其余的皮毛细小稀疏，称毫毛，估计有上千万根，它们使得皮肤光滑、细腻、柔软而有弹性，这种光滑的皮肤有许多好处。毫毛对人体来说微不足道，但常作为人的一种尊严或权威来说明它的重要性，"毫毛不敢有所近；看你敢动我一根毫毛"！

生存环境变化导致皮毛跟着变化。大约300万年前，全球气候变冷并导致古猿生存环境大部分草原化。这就导致生长在非洲的古猿出现两极分化：一支走向森林深处和洞穴中，身上长满长毛，以抵御寒冷，就是今天的黑猩猩；而另一支则走出森林，进入草原，慢慢站起来，成为今天的人类。进入草原后遇到了各种问题：曾经为他们保暖的皮毛变成了累赘；没有凉爽的树荫，炎热阳光直晒头顶；开阔的草原让皮毛的伪装变得鸡肋。就这样人类的祖先随着进化而慢慢褪去皮毛，皮肤则以毛孔出汗散热，从而有效地调节体温。体毛褪去也使人体的线条更加明显。因此，皮毛减少的人类简直占尽了生存优势与生殖优势的先机，其他动物真是望尘莫及！

全身约有350万个毛囊，700万个汗腺。手掌的汗腺每平方厘米多达400个，所以手掌比足底出汗更多。毛囊使毛发生长或生成新的毛发。毛囊的开口为毛孔，皮脂腺经毛孔分泌至皮肤，在皮肤表面形成一层油脂膜，使皮肤润滑柔软。如毛孔堵塞，会形成"黑头"。因青少年面部皮脂腺和毛囊丰富，功能活跃，故黑头常发生在面部。黑头容易感染，形成"青春美丽痘"（粉刺）（来自希腊语acne，1743年），且反复发作不易治愈。一旦粉刺持续发展就变成痤疮，治愈后常留下瘢痕。

裸露的皮肤进化出重要的光化学系统。皮肤通过阳光照射可获得维生素 D，这对强壮骨骼和牙齿绝对是不可或缺的物质。老年人需要多晒太阳，特别是冬天，在避风处闭上眼睛，享受温暖阳光馈赠的维生素 D。

出汗是皮肤的重要功能，人们将携带热量的汗液排出体外，排出的水分分布于皮肤，又很快蒸发，使身体冷却，皮肤就是一个活生生的空调器。大多数四足动物无法像人类一样，只能靠快速喘气来冷却机体。在静止状态下，每天呼吸、出汗和排尿仅消耗 1.5L 水，但剧烈运动或在火辣辣的阳光下走路，每小时就能流失水分 1.5L。汗液中 99.5% 的成分是水，虽然盐只占汗液的一小部分，但丢失过多，对正常的生理功能影响巨大，需及时补充。

当温度达到 29℃时人才开始出汗；35℃以上时，出汗是唯一有效的散热途径，此为温热性出汗。人精神紧张时（如受到惊吓），虽然体温和气温没有改变，但也能出汗，这就是常说的"吓出一身冷汗"。出汗部位主要在手掌、足底、腋窝等处，称精神性出汗，这与调节体温无关。测谎就是测试精神性出汗。受检者如果做某一件事生怕被查出，思想压力增大，因出汗受内脏神经支配，主观上控制不住，手掌会不自主地出汗，躲不过测谎仪，从而露出马脚。

人类的肤色是由于色素沉积所致，其中最重要的是黑色素细胞产生的黑色素。它不仅与肤色有关，也与鸟羽毛的颜色、鱼鳞片的光泽、头发的颜色有关。老年人头发变白是因为黑色素停止生成的缘故。各个种族都拥有相同数量的黑色素细胞，只不过生成的黑色素多少有所不同。不同的肤色是他们在进化中为了适应自己的居住环境所致。在赤道附近居住的人皮肤变黑，距北极圈近的人皮肤会变白，这个演化过程需要几千年或数万年才能完成。

上了年纪的人脖子、手背、面部皮肤等处常出现一些大小不一的棕黑色斑块，这就是老年斑。它是人体衰老的象征。因为人上了年纪以后，细胞衰老，新陈代谢减缓，血液循环功能下降，代谢后形成的脂褐素不能及时排除，沉积在皮肤内，形成了肉眼可见的老年斑。每个人出现老年斑的早晚与自身的健康和营养状态有关。

指　纹

北京历史博物馆中保存着明清时期印有指纹的借据和卖身契原件，这证明几百年前我国社会对于文书契约就已经用指纹画押的方式来表示信用了。但这肯定不是运用指纹的最早记录，在秦朝时就有勘查盗窃案件现场"手迹六处"的记载。

1684 年，英国一位解剖学家宣称，用一个普通放大镜观察洗过的手掌，可以看到无数大小距离相同的皮脊，无论在何处都是相互平行的，尤其在指腹部，这些皮脊有规律地排列，在皮脊上有小孔（后来才知道是汗腺的开口）。但他没有注意脊纹的永久性，仅认为皮脊的特征是为了适应手的运动。

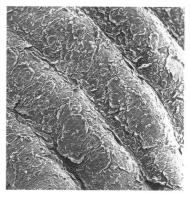

皮脊（镜下观）

数百年来，日本的陶工会在入窑前将指纹按在陶器上，保留自己的身份；日本也已盛行用手印签署文件；有手印按在大门上作为家庭标志的习惯。在西方，头一个确定指纹独特性的人是 19 世纪捷克解剖学家浦肯野（Purkinje）。每个人的指纹都是独一无二的，至少可以说到如今还没有人找到两组精确匹配的指纹。

直到 1856 年，人类学家沃尔克比对了他 34 岁时与 75 岁时的指纹，发现几十年时间他的指纹竟没有丝毫变

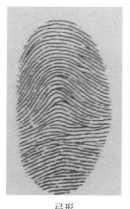

弓形

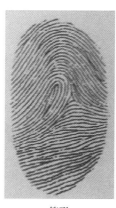

箕形

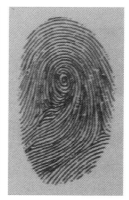

斗形

指纹

化，于是指纹的永久性才开始被人们所关注。1877年，法国医生奥伯特研究皮肤病及有关腺体分泌特点时发现将硝酸银溶液涂在纸上，能显现出有污渍的指印。这一技术为后来创立指纹术奠定了基础，至此指纹的研究终于走上了正轨。

指纹的重要性就是有规律。指纹可分为弓形、箕形和斗形，各自又可分成上百种亚型。弓形似弯弓一样；箕形似农村使用的簸箕，一边开口；斗形由多个同心圆或螺旋形纹组成，似水中的漩涡。各种类型指纹千变万化，既有起点，又有终点；有的一分为二，有的合二为一。高尔顿曾说过，即使60亿人也不会遇到一对完全相同的指纹，每个人的指纹一经形成终生不变，可作为识别一个人的可靠标志。但没有人知道指纹为什么终生不变。

指纹的这些特点，用来作为鉴别身份的"证件"确实是最好不过了。阿根廷曾用指纹破获一起谋杀案。自此以后，指纹作为"物证之首"终于得到社会公认。1980年，伦敦的260起凶杀案中凭指纹破案88起之多。现在指纹的用处越来越多，如指纹钥匙用于开门，指纹鉴定系统用于银行提款人的识别等。

3、4个月的胎儿即出现指纹，到6个月时完全定型。孪生子的指纹既相当接近，但又有差异。指纹形成之后，在发育过程中，随着年龄的增长，细小的纹线逐渐变粗，但纹线的数量、样式和位置始终不变。19世纪时，有人用砂纸打磨掉手上的指纹，甚至用酸碱液烧掉指纹，过一段时间伤口愈合，长出皮肤来，发现纹理还是原来的模样。事实证明，指纹终生不变。

鸡皮疙瘩

人在寒冷、愤怒或处于恐惧的环境中，毛囊周围的竖毛肌收缩，皮肤会出现"鸡皮疙瘩"。但并不限于这些，如寒战时并不是因为寒冷的环境，有时体温升高也会出现，如感冒发热时感到瑟瑟发抖，浑身起鸡皮疙瘩。小便后突然全身一抖，瞬间出现鸡皮疙瘩，这是因为排尿使体温迅速丧失，出现鸡皮疙瘩可防止体温进一步丧失，从而快速恢复正常体温。竖毛肌是平滑肌，所以鸡皮疙瘩的出现并不受意识支配。蔺相如向秦王送上和氏璧后，因秦王傲慢无礼而怒发冲冠，也应该是竖毛肌的作用吧！

从动物进化的角度上讲，竖毛也是威慑、逼退侵袭敌人的一种表现。其实，人类已完成了高级进化过程，即呈现出"皮毛裸化"模式，鸡皮疙瘩只是重演进化长河中遗留下来的一种调节机制（自我保护反应）而已。收缩的竖毛肌还会促进皮脂的排出，在皮肤表面涂上一层保护液，使其导热性降低，以保存体温。

胃切除后将会怎么样？

胃 是消化管中最膨大的部分，
可容纳、消化食物，吸收部
分水、盐、糖和酒精等少量物质。
出生时胃容量仅 30mL，15 岁时为
1000mL，成年人达 1500mL，最
多能装下 3000mL 食物。胃内膜并
非一马平川，尤其是收缩时出现许
许多多的纵行沟壑（胃黏膜皱襞），
这些黏膜皱襞极大地扩大了食物与
胃壁的接触面积，有利于消化和吸收。

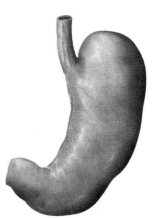

胃的外形

胃的功能

胃每分钟蠕动 3 次，周而复始，直至排空。每天分泌
2000~3000mL 胃液。空腹时咕噜咕噜地响是在打扫胃内残
留食物，尽快排空，也告诉我们"该吃饭了"。睡前吃东西，

由于睡眠时消化作用较弱，收缩力不足，胃不易排空，导致睡眠比较浅，很难消除疲劳。胃的运动和良好睡眠紧密相连，胃内食物部分排空才能睡得香，因此夜间 12 点后吃夜宵对睡眠没好处。

经口腔磨碎的食物进入胃内，还远远达不到被吸收的程度。在胃内食物与胃酸和胃蛋白酶混合，经过胃蠕动进一步碾磨、搅拌并杀菌，使之成为更小的颗粒。有胃酸的杀菌作用，食物在胃内储存一天也不会变质。胃排空食物的时间是 1~4 小时，主要取决于进食的种类和数量，排空最快的是碳水化合物，其次是蛋白质，最慢的是脂肪。

胃黏膜可产生胃酸。胃酸的主要成分是盐酸。盐酸可腐蚀钢铁，对人体组织的危害更不用说了，可瞬间化为蒸汽。胃酸不会腐蚀胃本身吗？肯定不能，否则后果不堪设想。产生的胃酸到达胃黏膜表面后被激活，具有腐蚀作用。但在胃黏膜内有一层黏液细胞，分泌的黏液均匀地分布于胃黏膜表面，能抵御胃酸的侵蚀，同时胃酸又瞬间被胃黏液稀释，低浓度的胃酸只能消化食物，达不到腐蚀胃壁的浓度。如局部防御功能破坏或胃酸分泌过多，就会腐蚀胃黏膜，出现胃溃疡，严重者可造成胃穿孔。

胃可吸收大部分糖、盐、酒精和水分。通过机械性消化，胃把大颗粒的脂肪和蛋白质食物变成小颗粒食物，但还达不到被吸收的程度。将蛋白质分解成氨基酸还需要胰腺分泌的胰液和小肠分泌的消化酶；胆汁将脂肪分解为脂肪酸，这一化学性消化过程需要在空肠内完成。大部分养分在空肠被吸收，氨基酸经毛细血管直接进入静脉，脂肪酸进入毛细淋巴管，而后进入静脉。小肠内表面总面积达 $60m^2$，每天处理 9000mL 液体，其中 2000mL 来自饮食，7000mL 为肠黏膜分泌的消化液。这 9000mL 液体中的 7000mL 被小肠吸收，2000mL 进入大肠。食物残渣和部分水分在回肠末端进入大肠时，消化过程基本就完成了。因胃肠炎症或服用泻药，可使肠蠕动增加，水分吸收减少，就会腹泻。较长时间腹泻会脱水，特别是婴幼儿，腹泻一天就会脱水，因此应及时补水。

不同哺乳动物的胃结构不一样。我们吃火锅的时候，常常会点上一份牛肚，不知道你有没有观察过，端上来的牛肚形状、厚薄、颜色不太一样。牛是食草动物，为了更好地消化高纤维的草料，他们是会反刍的。牛为了适应吃草的饮食需要，生有四个胃，结构也有所不同。牛把吃进的食物储存在第一个胃内（瘤胃）。与瘤胃相连的是网胃，就是吃火锅时的蜂窝状牛肚。这两个胃中的食物在微生物的作用下发酵被初步分解。在不进食时，瘤胃和网胃里的食物就返回到牛嘴里，进行再咀嚼，二次咀嚼后的食物进入第三个胃（瓣胃），牛百叶就是瓣胃的胃黏膜，食物在此会被磨得更细。最后才会来到第四个胃（皱胃），它是牛真正的胃，能产生胃液，对食物进行最后的化学消化。

胃癌、严重胃溃疡最有效的治疗方法是胃切除（局部切除、大部切除、全切除）。胃切除后，将空肠上提，与胃残端吻合。消化道失去了储存室，患者进食很少就感觉"饱了"，但很快又"饿了"，每天要吃五六顿。没有胃酸和胃蛋白酶，消化功能会受到影响，生活质量也会有所降低。

肥胖与胃部分切除

肥胖主要与饮食有关，即摄入过多。

肥胖是脂肪组织过度聚集，从而损害健康的一种状态。当进食热量多于消耗热量时，多余热量就会以脂肪形式储存于体内，其量超过正常生理需要量，达到一定值时逐渐演变为肥胖症。正常成年男性脂肪组织重量占体重的15%，女性占20%，超过这个比例就是肥胖或肥胖症。

当前，肥胖已经与艾滋病、吸毒、酗酒并列为世界四大医学社会问题，也是全球引起死亡的第五大危险因素。全球每年至少有300万人死于超重或者肥胖。近10年来，我国儿童肥胖率持续增长，已成为当前儿童患病率最高的慢性疾病之一，不仅影响儿童时期的生长发育，也会给成年后的健康带来持续性的隐患。

此前，BBC曾拍摄过一部震惊全球的纪录片《解剖肥胖》（ *Obesity：The Post Mortem* ），记录了一位年近60岁，体重108kg的女子死后被解剖的全过程，展现了肥胖对内脏器官的伤害。其中死者心脏重达449g（普通人心脏约275g），松松垮垮，证明心脏因负担过重而衰竭。

要想减肥，先要戒掉那些让你上瘾的味道。

其实，减肥三分靠锻炼，七分靠饮食。但面对美食，有些人总会克制不住诱惑。食欲与味道上瘾有极大的关系，使有的人在没进食时很馋，进食时食量增大，造成过度摄入。甜上瘾、咸上瘾、辣上瘾等都是导致肥胖的诱因。在减肥过程中，食物摄入量的控制要比种类的控制更加重要。想要合理控制摄入量，就必须走出味道上瘾的怪圈。

肥胖是个冷面杀手。已经胖了该怎么办？唯一的方法就是人工减肥！

面对减肥，很多人都感到十分痛苦。单纯少吃是没有办法健康减肥的。要想成功减肥，首先饮食上要有所节制。减肥的膳食构成基本原则为低能量、低脂肪、适量蛋白质和谷类，同时增加新鲜蔬菜和水果在膳食中的比重，少吃油炸食物，尽量采用蒸、煮、炖的烹调方法，避免饮用含糖饮料，控制食盐摄入量。

除了基本的饮食，减肥过程中一定要运动。跑步是日常生活中最便捷、最经济、最有效的运动方式之一。有效的减肥运动还有很多，如游泳、跳绳、跳舞等。但在做任何运动时，都不要因减肥而过度挑战身体极限，尤其是老年人或有心血管疾病者。也不要因减肥而过度节食。

肥胖患者通过节食或药物长期治疗无效后，可考虑做腹腔镜部分胃切除术，减少胃容量以达到减肥的目的。此法虽有效果，但不是上上签。

减肥这件事永远是胖子在喊，瘦子在跑，对胖子来讲，减肥的决心和信心决定减肥的效果。正如一位哲人所说，每一位优秀的人，都不是与生俱来带着光环的，雕塑自己的过程，必定伴随着疼痛与辛苦，可那一锤一凿的自我敲打，终究能让你收获一个更好的自己。讲得真有哲理，用在减肥上也非常合适。减肥永远在路上！

世界上第一位进入腹腔内切胃的是西奥多·比尔罗特医生（1829—1894）。比尔罗特医生是奥地利人，1853 年任柏林大学外科诊所助理医生，在这里他不仅学习了手术，还学到了一名优秀外科医生不可或缺的两大基本素质：忠诚和自觉。1856 年，他在柏林大学讲授病理解剖学和外科学；1860 年任瑞士苏黎世大学外科教授；1867 年任维也纳大学外科医院院长。1881 年，比尔罗特完成的胃癌切除术，在医学界引起极大的轰动，该病理标本至今仍陈列在维也纳医科大学约瑟芬收藏博物馆。这一手术标志着在攻克了麻醉、消毒、止血等一系列难题后，手术刀成功实现了从体表深入人体内部的转变，因此比尔罗特荣获现代"腹部外科之父"的美誉，由于他开创性的贡献，2016 年被 Medscape 评选为医学史上最具影响力的医生之一。他创造的多种术式（如胃大部切除的比氏Ⅰ式、Ⅱ式），直到 20 世纪 80 年代腹腔镜微创手术出现之前，这种"大开腹"一直是腹部外科的主要术式。腹腔镜外科的出现，使"微创"的观念被医学界广泛接受和肯定。今天，80% 以上的胃切除手术都是通过腹腔镜完成的。

比尔罗特医生，这位伟大的腹部外科之父说话也有"不太靠谱"的地方。当年他对心脏手术曾下过这样的"魔咒"："在心脏上做手术是对外科艺术的亵渎。任何一个试图进行心脏手术的人，都将落得身败名裂的下场。"历史证明比尔罗特医生说错了，但这不能全怪他。首先，受当时历史环境的局限，在缺少必需的手术器具、娴熟的手术技巧和生命支持系统的情况下，进行心脏手术肯定"将落得身败名裂的下场"，他也无法预料心脏外科会发展到今天这个地步。其次，隔行如隔山。比尔罗特是腹部外科医生，在腹部那一亩三分地上叱咤风云、游刃有余，但对心脏外科的了解不会太深入，有此结论可以理解。这是题外话。

回到本章主题，不论是胃病还是减肥，切掉了部分胃不用太担心，早期会稍微影响消化吸收功能，但养成良好的饮食习惯，加强营养，适度锻炼，慢慢适应后，可与常人生活无异。

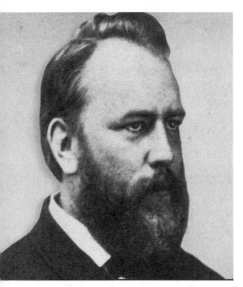

西奥多·比尔罗特医生

高跟鞋的利与弊

人类站起来以后，脚主要承担着负重和行走的功能。除此之外，人们为了女性脚上的美下了不少功夫，尤其是高跟鞋和裹脚，其实喜忧参半。

高跟鞋的由来

高跟鞋由中国发明。据记载，2000 多年前，周朝宫廷内女子所穿的礼履圆头高底，就是高跟鞋。"履高疑上砌，裙开特畏风"就是 1500 多年前梁代女子穿高跟鞋的形象写照。在北京定陵曾出土鞋后跟高 7cm，尖足凤头，以丝绸裱裹的高跟鞋。

由于西方文化的宣传力度比较大，大家都认为高跟鞋是意大利发明的。据传，15 世纪，威尼斯一商人担心美丽的妻子出轨，就为她定制一双后跟很高的鞋，以限制其走动。妻子很好奇，穿上这双高跟鞋，为了平衡稳妥，就抬头挺胸收腹，走起路来婀娜多姿，有精神，有魅力，更加迷人，每个路过的男人都会多瞅她一眼。穿着高跟鞋走路姿态如此优美，追求时髦的年轻女士纷纷效仿。

高跟鞋成了一种文化，一种时尚，但它是一把双刃剑。

高跟鞋样式各异，高矮不一。穿高跟鞋有重心前移的功能，臀部随之上提紧翘（提臀作用），立马就能变得挺胸收腹，挺拔而轻盈，也使一些个子较矮的女性增高并增加自信，展现出成熟女性的曲线美。由于步幅较小，走起路来风姿绰约，气质也会得到极大的提升。如果年轻女士想提臀或改变臀型、瘦小腿或使胸臀凸出更加明显，更有精神，建议每天穿高跟鞋站立或慢走 30~50 分钟，千万不可操之过急。

穿高跟鞋要根据场合，选择不同高度的鞋跟。一般情况下跟高 2~3cm 比较合适。高跟鞋前部不要太窄，以免挤压前足，影响足趾的正常排列，损害相关肌肉、韧带的功能。

穿高跟鞋的弊端显而易见，并不是每个人都走得那么自如，那么自信，那么富有美感。穿高跟鞋与穿平底鞋的区别在于，穿平底鞋时足后跟、第 1 跖骨头和第 5 跖骨头三点承重，由于有足弓的存在，走起路来平稳而有弹性。而穿高跟鞋时，承重的三点不在一个平面上，只有前足两点着地，足跟太高，失去了非常重要的平行支撑点，也失去了足弓弹性对身体重力下传和地面反弹力的缓冲作用，以及对足底血管、神经和肌肉的保护作用。由于重心提高和前移，为了矫正、维持重心前移，引起腰肌、臀肌和下肢后群肌肉持续紧张，膝关节的屈伸力度增大，造成腰肌、臀肌和小腿后肌疲劳，导致慢性腰痛、膝关节损伤、足横弓塌陷性跖痛（高跟鞋脚病）；高跟鞋降低了身体的稳定能力，在走路时，全身重量集中在前足掌上，跖骨的负担加重，如不小心，会造成跖骨骨折。为了维持走路时的平衡，不至于摔跤，久而久之，其代价就是足外翻畸形和踝关节损伤。高跟鞋的跟越高，足底前部和足趾承受力会越大，8cm 的鞋跟会使足底前部承受重力增加 70% 以上。

人的踝关节由胫骨、腓骨下端和距骨上关节面构成。距骨上关节面前宽后窄，胫、腓骨下端共同形成的凹槽宽度是恒定的，穿平底鞋时凹槽正好位于距骨关节面的前部较宽的位置，踝关节比较稳定，不易扭伤。而穿高跟鞋时使凹槽处于距骨关节面的后方较窄部位，不稳定，走路时容易左右晃动，极易造成踝关节扭伤。

正常脊柱胸段以下呈"小 S"状弯曲，可以很好地缓解压力，减轻振动，但当你穿上高跟鞋后，脊柱就变成"大 S"状。如果把脊柱比作弓箭，腰背肌比作弓弦，意味着为了维持身体因穿高跟鞋导致的前倾，腰背肌会长时间处于收缩状态，以增大脊柱弯曲和脊柱负荷作为代价，长此以往就会继发慢性腰痛。

少女正处于个体发育阶段，骨结构中软骨成分较多，足骨、脊柱和骨盆尚未发育成熟，很容易在外力作用下使脊柱、骨盆畸形或受伤，最多见的是脚扭伤。最糟糕的是，过早穿高跟鞋使身体重心前移，会带动其他器官跟着前移，女性骨盆的位置比较靠前，上半身的重力也会有一部分加在骨盆上，骨盆极易变形，造成难产。

少女最好少穿或不穿高跟鞋，若想增加身高，可穿坡跟鞋或跟高不超过 3cm 的鞋子，这样重心不会前移，避免了高跟鞋带来的一系列弊端，何乐而不为呢！

由于高跟细长，压强大，在公共交通工具上或公共场所，有踩伤他人或损坏地板的可能，如果卡进漏孔地板中则非常难堪。听说 20 世纪早期穿高跟鞋禁止上飞机，生怕踩穿飞机地板！

鞋是否合适只有自己的脚知道。穿着舒适、方便走路、保护双足、体面大方是穿鞋的基本原则。如果能够远离诱惑，避免伤害，你的脚一定不会辜负你，将为你的生活增加光彩。

阿喀琉斯腱

与足部功能关系密切的结构是跟腱。跟腱具有强大的拉动能力，可以在迈步前行过程中提供 50% 的力量，蹬地动作会沿着足弓传递到前足。希腊神话中跟腱称阿喀琉斯腱（Achilles tendon）。Achilles 是希腊神话中的英雄，天神 Peleu 和海洋女神 Thetis 的儿子。其母听信预言，说自己的儿子在未来的特洛伊大战中会战死，必须洗礼才能消灾。于是就抓着 Achilles 的脚脖子，将其全身浸泡在冥河的神水中，果然长大后成为刀枪不入之身。但遗憾的是脚脖子被握着的手遮挡，没有浸水，这埋下了他唯一致命的祸根。Achilles 作为希腊第一战神，率领希腊联军阵营最骁勇善战的一支军队在特洛伊战争中勇不可当，杀死敌人的第一勇士 Hector，立下赫赫战功，大获全胜。就在凯旋时却被 Hector 的哥哥特洛伊王子放出的毒箭射中跟腱，Achilles 应声倒地，不治身亡。1693 年，比利时的解剖学家 Verheyen 在解剖自己的断足时想起了古希腊诗人荷马在描写特洛伊战争的史诗《伊利亚特》中，特别突出地描写了这位伟大英雄的故事，便将跟腱命名为 Achilles tendon（阿喀琉斯腱）。后来古代西方人把跟腱当作人体的致命弱点，也常把某人的致命弱点叫作 Achilles tendon。

其实跟腱与其他肌腱没有什么两样，只不过对踝关节有强大的跖屈作用。芭蕾舞演员的脚尖立地，就是跟腱强力提拉脚后跟的结果。上楼梯、登山时，跟腱高度紧张，此时，受到从后部的击打容易断裂。跟腱血供较差，断裂后不易愈合。

足　弓

脚印形态可以反映支撑人体重量的足弓状况。足弓的作用如同桥拱，能够合理分配受力，有利于足部支撑体重和行走。先天或后天足弓塌陷会成为扁平足。扁平足长时间走路，因足底神经、血管受压，足易疲劳、疼痛。在我国，扁平足青年不符合陆军征兵体检的要求。

　　维持足弓稳定涉及以下几个方面，三处足弓最高点的形状均与拱顶石类似，同时它们楔形尖面指向足底。致密的韧带将足弓牢牢固定，就像连接桥梁下方基石的 U 形钉。肌腱与韧带跨过足底两侧，似稳定桥拱之间的索梁。而小腿后部连着肌腱的肌肉将足弓提起，好似支撑悬索桥的钢缆。

　　在人类最初的 100 万年中，脚的结构结实，功能灵活，光脚在高低不平、软硬各异的地上走路、奔跑自如。其后人类用树皮包裹脚（鞋的前身），进一步发展，穿上了不同质地的鞋，走在平坦的道路上，甚至经常使用代步工具，因此脚的结构和功能逐渐退步，现在大多数人已经不习惯光脚走路了，更不用说在崎岖不平的羊肠小道上奔跑了。

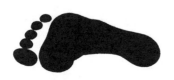

脚印示足弓

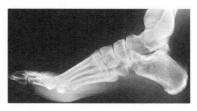

X 线片示足弓

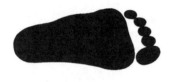

扁平足脚印

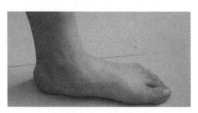

扁平足内侧面观

长时间行走或者超负荷承重可能导致跖骨发生应力性骨折，而该过程与桥梁不堪重负、结构出现裂缝的道理相仿。由于最早见于陆军士兵急行军过程中，因此也被称为"行军骨折"。在扁平足，维持足弓稳定的韧带可能在刺激下发生炎症，患者会长期受到足底疼痛的困扰。可以通过提升足背或者应用特制的鞋子来矫正青少年的扁平足，让其在发育过程中重塑足弓的支撑能力。

手和脚对于人体功能的重要性孰轻孰重？由于双足的支撑，实现了站立并直立行走，解放了双手，从而创造了现代社会。因此足的功能对于人类来说具有"举足轻重"的作用。"手足情深"，缺一不可，在人类进化和创造现代社会过程中，二者都起到同等重要的作用。

足部解剖学研究为证实人类起源提供了早期证据。1978年，古人类学家玛丽·利基（Mary Leakey）在坦桑尼亚发现了三组脚印化石。这些脚印遗留在火山灰沉积上，长度至少7m，似乎是一个三口之家。这些脚印的历史超过300万年，应该是南方古猿，即类人猿的祖先之一。南方古猿已经像我们一样直立行走了。

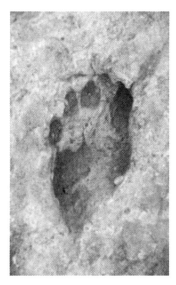

南方古猿的足弓

从脚印形状可以看出，脚掌也在足弓的支持下形成了拱状，大脚趾与其他四趾并列分布，行走时足跟先着地，而后其他四趾着地。南方古猿直立行走的这种飞跃，让双手得以解放，从而经过漫长的进化成为现代人类。

双足不仅使人们踏遍世界，还在语言文化中留下了许多痕迹。常用的短语包括"涉足""脚踏实地""足不出户""三足鼎立"。体育运动中的足球比赛，只能用足踢球，以充分展示足的技能。人类已经在月球上留下了清晰的足迹，或许某一天，人类还将踏上遥远的火星星球。

直立是人类在体质上区别于其他哺乳动物的最重要的特征，是人类进化的关键一步。经过百万年来的不懈努力，人类终于在大自然中自由行走，成为万物之灵，在动物界打遍天下无敌手。然而，直立的副作用也使自己付出代价。因为直立，增加了腹腔的压力，容易引起疝气；受重力影响，下肢静脉回流困难，容易造成下肢静脉曲张；直立增加了脊柱腰部的压力，是椎间盘突出的主要原因；直立还增加了心脏的负担，是高血压病的诱因之一。而四肢走路的动物不会出现这种疾病。但这些副作用与人类的进化相比微不足道。

人类与其他哺乳类动物足形态的区别

人类站立起来后，足的形态和走路的方式与其他哺乳动物有了很大区别。猫用脚趾走路被称为趾行动物。趾行动物站立时，它们的跗骨和跖骨是离开地面的，看起来像腿，故猫的踝关节常被误认为膝盖。趾行动物的跗骨和跖骨被高高举起，以增加它们的高度，提高感官知觉和跨越的长度。牛、马用蹄走路称蹄行动物，可以通过竖直自己除大脚趾外的所有脚趾从而把身体举起来。利用这种宽阔的四点站姿，用特化的蹄子自由行走。人用足底行走称跖行动物，伸展双足，把足底牢牢压在地面上，这样才能保持身体的平衡。

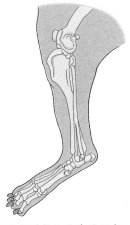

趾行动物后肢脚的形态

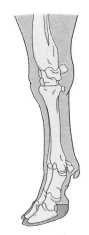

蹄行动物后肢脚的形态

睾丸不耐热

很早很早以前，人类的祖先还是冷血动物的时候，睾丸位于靠近心脏下方的腹腔后壁处。随着生物的进化，人类和其他一些哺乳类动物变为恒温动物，体温升高。腹腔内的温度达到37℃，这就出现了一个大问题。精子赖以正常发育的温度是35℃，即比腹腔内温度要低2℃，这显然会影

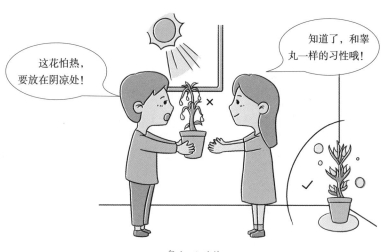

这花怕热，要放在阴凉处！

知道了，和睾丸一样的习性哦！

睾丸不耐热

响精子的正常发育。为了延续种族，繁殖后代，必须保持精子的正常发育和活力，基于生物进化的内在因素和本能使然，睾丸开始动身向腹腔下部迁移，历经亿万年的演化，最终在备好的阴囊里安家落户，如不能按时到达，就是隐睾，进一步会发展为隐睾症。

睾丸位于阴囊内，每个重约 13g，主要功能是产生精子和雄性激素。在婴幼儿期睾丸发育缓慢，随着青春期的到来发育速度加快，逐渐成熟，60 岁后慢慢萎缩，性功能下降。睾丸内充满弯弯曲曲的小管，结构复杂而精细，这就是制造精子的车间——精曲小管。在原始精子产生部位的外面有一层膜，叫"血睾屏障"，能防止血液和淋巴内有害物质对精子生长发育的影响，这种神奇的隐形屏障，有效地保证了精子的发育和质量。

性功能旺盛时，睾丸每分钟能产生 2000 个精子，一次射精可达 3 亿个，一生能生产上万亿个精子，真是不可思议。

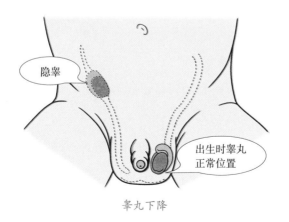

睾丸下降

并不是说睾丸产生的精子就一定有生育能力，其实这只是完成了任务的一半，只能算外形上的成熟。精子在睾丸内出生后进入附睾，附睾位于睾丸的后上方，也是由弯弯曲曲的小管道构成的。精子进入附睾后，在附睾液的哺育下进一步发育，接受为期数十天的"再教育"，培养奔跑、耐力、竞争以及与卵子结合的生理技能，使其达到功能上成熟后才进入输精管。一路爬悬崖、钻隧道，出输精管后，与前列腺、精囊、尿道球腺分泌物一起混合成精液，精子在精液的环境中通过自身能力的游动经阴道、子宫、输卵管与卵子见面。从出发地到目的地的整个过程中出现任何问题，都会影响精子的品质和数量，如营养、温度、抽烟、酗酒、放射线照射，或前列腺、精囊、尿道球腺发炎，都有可能出现精子畸形、发育停顿或中途夭折等。

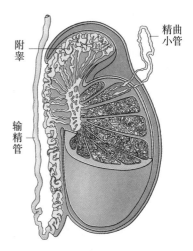

睾丸的结构

接受"再教育"的过程对精子与卵子的结合非常重要，这就是为什么直接从睾丸内取出的精子没有受精能力的原因。附睾结核会影响精子的进一步发育，是男性不育症的主要原因之一。

众所周知，通常每个月只有一侧卵巢排出一个卵子，在输卵管的壶腹部等待情投意合的精子，完成受精，成为受精卵。而另一侧卵巢排卵要轮到下个月。在子宫中，上亿个精子兵分两路，争先恐后分别向左、右输卵管进发。这样，奔向有卵子一侧输卵管的精子中的一个幸运者与卵子结合，其余则被屏蔽在卵膜之外；而盲目奔向另一侧输卵管的精子由于失去目标，会在耗尽能量后自行溶解。

成熟的精子排出体外，在 37℃ 时能存活 24~48 小时，而在 –100℃ 可保存数十小时，仍有与卵子结合的能力。在 –196℃ 环境下可保持 10 年以上。

男孩子到了 15 岁以后，开始长胡子，说话声音变得低沉，这是睾丸的作用。睾丸不仅仅培育精子，它产生的雄性激素能促进和维持男性的第二性征，即长胡子和声音低沉。到了老年，睾丸失去了产生精子的能力，但雄性激素照常分泌，继续维持第二性征。

从位置上讲，睾丸在腹腔内最安全，而在阴囊内因保护结构单薄还是挺危险的。有的男同胞应该有这种体验，一不小心睾丸撞到硬东西上，就会造成揪心的难言之痛！两个人打斗时，踢中睾丸可真是痛的要命，故人们常形容睾丸是"命根子"。实际上这不会影响生育，也要不了命，只是剧烈的疼痛！睾丸的神经与胃肠道的神经同根同源，睾丸痛会牵扯整个腹部器官的神经，所以疼痛难忍，甚至恶心呕吐、全身发凉、心跳加快。由于睾丸感觉神经分布密集而敏感，所以稍有风吹草动就能感觉出来。

人体既产热（蛋白质、糖、脂肪的燃烧），又散热（血管扩张、辐射、对流、传导、出汗、呼吸及大小便），使体温保持动态平衡。但人体不同部位的温度又不尽相同。室温27℃时，腋窝温度是36.8℃，舌下温度是37.2℃，肝脏内的温度是38.1℃，直肠内的温度是37.5℃。一年四季，每天的早、中、晚，以及人的身体状态、年龄、性别不同，体温都会在36.0~37.2℃波动，所以如果体温到了37.3℃就属于发热，需要查查原因了。体温低于27℃，人会丧失意识；高于42℃，可能危及生命。

阴囊内的温度是35℃，能控制温度稳定在这个水平的主要结构是肉膜，它可以收缩和舒张，提升和下降睾丸，以保证睾丸在一个相对恒定的温度里生活。比如天冷的时候，肉膜收缩，阴囊增厚，同时提升睾丸靠近腹腔以取暖；反之肉膜舒张，阴囊变薄，睾丸下降以纳凉。但恐惧、愤怒、性兴奋等刺激下也会让睾丸提升，睾丸的体积也会增大。

阴囊的这些特性对于睾丸制造出健康的精子相当重要，也就是说，人的阴囊就是一个与腹腔分离的囊袋，成为理想的"调温器"。这个温度具有"保鲜作用"，最适宜精子的生长。隐睾使精子失去了赖以生存的环境，不但影响精子的生长发育，还有癌变的可能。

解剖学知识根基深厚的米开朗琪罗雕塑的大卫，体格匀称，肌肉发达，英姿飒爽，左手握住搭在肩上甩石带的一端，右手握住甩石带的把柄。双眉紧锁，目光炯炯，注视

远方。但你要细心看看大
卫的睾丸，就知道这里面
很有解剖学问。大卫左边
的睾丸略低，右边的睾丸
稍高，这不是米开朗琪罗
的疏忽。

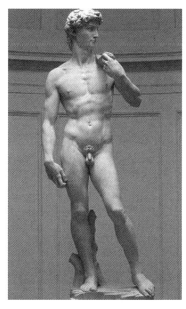

胚胎的发育重现了人类
的进化过程，两侧的睾丸一
开始都位于腹腔内靠近腹后
壁的前面，在同一高度，相
当于第2~3腰椎水平。在睾

大卫的两个睾丸并不一样高

丸下方与阴囊之间有一个睾
丸引带，随着胚胎发育，睾丸引带不断缩短，向下牵拉两侧
睾丸向阴囊方向下降，胚胎第3个月末，睾丸降至髂窝；第
7个月到达腹股沟管；第8个月，降至腹股沟管外口；第9
个月或出生前到达阴囊。两侧睾丸下降的速度并没有保持一
致，左侧睾丸较右侧睾丸下降得稍快，在胎儿出生前率先到
达阴囊；右侧睾丸下降得略慢，尽管拼命追赶，直到出生时
大多数仍未能抵达终点，仅穿出腹股沟管外口或停留在阴囊
上部。

在睾丸向阴囊下降过程中，黏附在睾丸表面的腹膜也随
同睾丸一起下降，并在睾丸外形成一个茄子形状的袋子，袋
子的上段在胎儿出生后不久即自行闭锁而遗留一纤维索带。

如袋子的上段不闭锁或闭锁不完全，使袋子与腹膜腔相通，当腹压增大时（如咳嗽），一段小肠会从该处坠入睾丸周围的袋子内，医学上称腹股沟斜疝，也就是我们常说的疝气。在小儿腹股沟斜疝中，右侧的占多数，这与右侧睾丸下降得晚，下降通道关闭不牢有关。

不知道为什么右侧睾丸下降稍慢，是母体的原因还是胎儿的原因，是困了还是累了，还是停在路上不走了？现在还说不清楚。从人类进化过程看，似乎没有人为因素。有些年轻妈妈在给刚出生的宝宝洗澡时，会无意中发现，阴囊内只摸到一个小蛋蛋，多见于右侧阴囊是空的。这时妈妈往往会吓出一身冷汗，不知所措，这就是所说的"隐睾"。由于右侧睾丸下降得比较晚，故右侧隐睾的发生概率高于左侧。

大约3%的正常顺产婴儿会发生隐睾，其中大约70%的隐睾会在出生后3个月内自然下降至阴囊内，到1岁时只有1%的睾丸仍无法顺利进入阴囊，停留在腹腔、髂窝或腹股沟管内，这就成了"隐睾症"。早产儿的隐睾概率为30%。由于睾丸未进入阴囊内，成年后造成精子发育不良，出现不育症，甚至演变为睾丸癌。隐睾可以是单侧，也可能是双侧。如确诊为隐睾症，应尽早手术将睾丸拉进阴囊内。个别人的睾丸有可能"迷路"走到了阴囊以外的其他部位。

大多数情况是，那些费尽吃奶的劲好不容易按时抵达阴囊的右侧睾丸，仍无法像左侧睾丸那样沉到阴囊底部，位置比左侧睾丸稍高一些，颤悠悠地悬在阴囊中，正所谓"一步

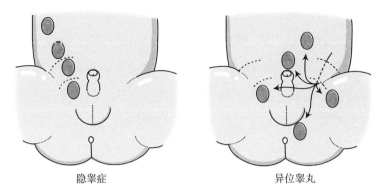

隐睾症   异位睾丸

隐睾症和异位睾丸

跟不上，步步跟不上"。因此，从视觉上看，两个睾丸并不在一个水平上，大卫的睾丸就是这种情况，但这并不会影响睾丸的功能。

睾丸癌多发于 15~39 岁。隐睾症患者睾丸癌发生率较正常人群高 20~40 倍。即便通过手术使睾丸下降，其发生恶变的概率仍为正常人的 10 倍以上，这可能是先天因素，人工干预无济于事。长期服用雌激素也可能导致睾丸癌。

精子库和卵子库

没有生育能力者也不要内疚和遗憾。现代科学技术的发展，精子库（精子银行）将捐赠的精液贮藏于 –196℃的液氮中，精子能安全地冬眠 20 年，以供需要者进行人工授精。健康男性和女性也可将自己的精子、卵子储存起来，以备不测。目前，精子、受精卵的保存已成为一项常规技术。美国加利福尼亚州的"精子银行"建于1975年，据说储存着许多天才人物的精子，其中不乏诺贝尔奖获得者、优秀青年科学家和艺术家，需要者可自由挑选。每一个精子试管的卡片上清楚地注明供精者的年龄、相貌、身高、体重、出身、职业、爱好、健康状况等信息。供精者与受精者实行隔离和双盲，以符合保密要求。有一位美国妇女梦寐以求想生一个神童，她坚信智慧来自遗传。她在精子库里挑选半天最终相中了9号精子，供者35岁，外表英俊，身高180cm，身体健康，是著名物理学家。随后该女子顺利受精，出生的小男孩取名为"小诺贝尔"。心想事成，小神童果然与众不同，4岁时便展现出在阅读、计算、游泳、绘画等方面都高于同龄孩子的天赋。但很遗憾，至今这位神童仍不知道自己的爸爸是谁。1983年我国首例人工授精婴儿在长沙出生。

卵子库（卵子银行）是运用冷冻技术把采集的健康卵子冷冻保存的机构。2008年，美国威斯康星大学宣布全球第一个卵子库成立，已经注册了数百个卵子。但美国的卵子库叫作卵子捐献者信息数据库更合适。捐献者首先要报名，经过筛选之后登记入数据库等待挑选。一旦被选中，需要捐献者本人到指定医院进行体检、取卵、受精、植入。随着科技的发展，现在卵子储存时间可长达20年。

睾丸与兰花，睾丸与舞蹈

说起睾丸一词，它与兰花还有些瓜葛。兰花英文名叫 orchid，orchid 来源于希腊语的 orkhis，也指睾丸。为什么兰花会与睾丸有关联呢？观察一下多年生兰花的根茎就知道了，跟睾丸多少有点相似。

orkhis 又是由希腊语 orcheome 一词演变来的，orcheome 指舞蹈。睾丸怎么又跟舞蹈扯上了？这要从古希腊雅典运动会说起。当时雅典组委会规定，田径运动员（当时只允许男性运动员参与）在比赛时必须裸体，女性不能进场观看。男运动员在快速裸奔时，睾丸也不由自主地前后左右、上上下下快速摇摆，是不是像在舞蹈？虽然现代英语的 testis 为睾丸，但却使用了 orchid 词根表示睾丸炎，也就是 orchitis。

老怕摔——人生的最后一次骨折

由于衰老，老年人都不同程度地存在着运动灵活性降低、力量减弱和骨质疏松等老年病。这也导致了哪怕只是缓慢跌倒、轻微磕碰或者从床上掉下来，就有可能造成骨折。我国老年人每年有数百万例因摔跤导致的骨折。在种种跌倒造成的骨折中，股骨颈骨折是最为常见的一种。股骨颈骨折不仅容易发生骨折不愈合，更麻烦的是老年人因为骨折卧床不起，因为疼痛不敢翻身，从而导致坠积性肺炎、下肢深静脉栓塞形成或股骨头坏死等并发症；如果骨折后不能承受手术，任其自然愈合，一年内的死亡率在20%~40%，幸存下来的人中，少部分人康复，大部分人从此失去独立生活能力。股骨颈骨折民间俗称"老怕摔"，在医学界有股骨颈骨

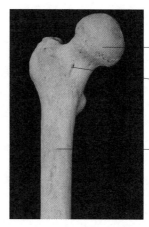

股骨头

股骨颈

股骨干

右侧股骨上段

折是"人生的最后一次骨折"的说法，这绝不是危言耸听。

股骨承受人体在站立、行走、跑步或跳跃时不断变化的负荷，提供良好的支撑。股骨最上端的光滑小球为股骨头。股骨头深嵌在髋臼窝中，构成髋关节。髋关节既能进行多种形式的运动，也保证了下肢的稳定性。股骨头外下方就是股骨头与股骨干之间的桥梁——股骨颈。

以每小时 1km 的速度慢走会使每个髋关节的负荷增加到体重的 280%，以每小时 4km 的速度快走则使其负荷增加到体重的 480%。慢跑会使其负荷增加到体重的 550%，绊倒将使其负荷增加到体重的 870%。

不同年龄骨质内的无机质与有机质比例不同，出现骨折的概率当然也不同。有机质主要为胶原纤维和黏多糖蛋白，构成骨质的框架，有着"骨内钢筋"的美称，赋予骨质以弹性和韧性。无机质主要是碱性磷酸钙，赋予骨以硬度。如果去掉有机质，只保留无机质，骨质就会变得很脆，火化后的骨灰就是只剩下无机质的煅烧骨。如果去除无机质，只保留有机质，则可把骨像柳枝一样打圈而不会折断。儿童骨质中无机质与有机质的比例是 1:1，故弹性较大，骨质柔软，不易骨折，即使骨折，多为青枝骨折；中年人骨质中二者的比例是 7:3，具有最大强度和一定弹性，不易骨折；老年人骨质中二者的比例是 4:1，骨质疏松脆弱，力学性能降低，跌倒后易发生骨折。目前中国大约有 7000 万人患有骨质疏松症。骨质疏松症是由于多种原因导致骨质流失，骨密度下降，脆性增加，从而容易发生骨折的全身性骨病。对老年人来说，骨质疏松症就是一种沉默的骨折杀手。

从右图可以清楚地看到，股骨颈和股骨干相连处形成了一个钝角，同时股骨颈还有小角度的前倾。在这种情况下，不难想象人在直立时股骨颈所承受的力量：靠近股骨颈内侧

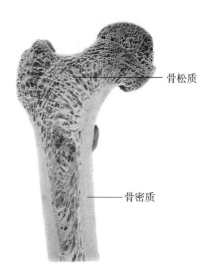

骨松质

骨密质

股骨的内部结构

的部分会承受体重带来的压力，而外侧部分会承受巨大的张力。为了应对这些力，股骨在生长过程中逐渐形成了一套完整的承重系统：在股骨干的上段和股骨颈，骨小梁向不同方向延伸、交织成网，负担股骨颈的张力和上方来的重力；在股骨颈与股骨干连接的后内侧，很多骨小梁结合在一起形成了一片致密的骨板，它是股骨的"中坚力量"，肩负着传导应力的重任。股骨颈一旦骨折，这一承重系统必然轰然坍塌，给骨折的愈合带来巨大障碍。

不久前，北京协和医学院马超教授发来一篇康琳博士写的科普文章，以患者家属与医生对话的形式，把股骨颈骨折的原因、病情的发展、治疗的原则及后果说得一清二楚。全文简明扼要，通俗易懂，真是好文。有一天晚上 10 点多，我

征求康琳博士意见，能否借用转载，她欣然答应没问题，表示很高兴能有机会帮助更多的人，这让我喜出望外。医者仁心，不谋而合。现将该文作为本章的中心内容献给读者。

老年人股骨颈骨折难以治疗，为什么那么难？这印证了一句俗话：老怕摔。相信不少家庭发生过类似故事，其中既有感动也有遗憾。希望更多的人能够从这个小故事中有所感悟，尽量减少不幸的发生，避免类似的遗憾……

家属：真的没想到，我爸80多岁了，年轻时什么苦都吃过。上了年纪，做过心脏搭桥手术；后来得了肿瘤，手术、化疗都熬过来了，最后却是摔了一跤过世了……

医生：是啊，真是太遗憾了。老人家怎么摔的呢？

家属：我爸不是有前列腺增生嘛，也不好好吃药，尿频得很，晚上总得起来上厕所。你说他白内障加青光眼，夜里起来根本看不清，老人又特别节省，为了省电不愿意开灯。那天晚上吃了助眠药刚躺下就起来。我家卫生间有个台阶，只有几厘米高啊，不知他怎么腿脚一软，一下子绊倒就摔地上了。我爸和我妈不愿意找保姆，家里只有两位老人。我爸那么重，我妈也快80岁的人了，根本扶不起来。等我们接到电话从东四环打车到西四环，老爸在冰凉的地上躺了将近一个小时了……

医生：哎，你爸爸这一摔啊，真是占全了老年人跌倒的内因和外因。从自身来讲，即内部因素：第一，你爸年纪大了,行动本来就缓慢,反应也没那么快;第二,老人基础病多,前列腺增生控制不好,夜尿多、频繁起夜就会增加跌倒的风险;第三,老年人视力、听力都不好,晚上光线又暗,也影响了他的判断;第四,很多助眠药有肌肉松弛的作用,吃了药再起来上卫生间,可能腿就没劲儿了。

再从外部因素来看:第一是环境,卫生间的台阶、湿滑的地面,都会增加跌倒的风险。可别小看那几厘米,对于老人来说就是很大的风险,再加上拖鞋不跟脚,可能就会绊倒了;第二是家庭支持,你们住的离老人远,这么高龄的两位老人,身边是该有人照顾的。子女忙不过来,也应该找个保姆,至少出了事身边有个照应的人;第三就是应急预案,老人跌倒了,如果自己动不了,家属也不敢动,其实应该先想办法给老人保暖,避免二次损伤,然后打120或者999急救电话。这是夜里你们打车还快些,如果白天塞车,更赶不过来了。

家属:可不是嘛,我们到了再叫救护车,又耽误了些时间。到医院一拍X线片,大腿骨摔折了!以前从来没摔过,就摔了这一次就骨折了。

医生:老年人一般都有骨质疏松,所以跌倒后很容易骨折。大腿骨就是股骨,一旦断了我们就称为"髋部骨折",其中包括股骨颈骨折,会很大程度影响活动,像你爸就一点儿也动不了了。

　　家属：是啊，他在地上躺了那么久，到了医院又发起烧来，大夫说可能是肺部感染。

　　医生：那医生怎么说，没有建议你们手术吗？

　　家属：大夫当时就给我们开了住院单要住院手术，可我们害怕就没同意。

　　医生：为什么呢？

　　家属：大夫说，老爷子年纪大，基础病又多，手术风险是很大的。而且他有房颤，又吃着华法林抗凝，手术出血的风险也大；糖尿病又可能延迟伤口愈合，还有一堆这样那样的风险，听得我们怕极了。

　　医生：那医生有没有告诉你们不手术的后果呢？

　　家属：大夫也说了，我爸已经合并肺部感染，但是

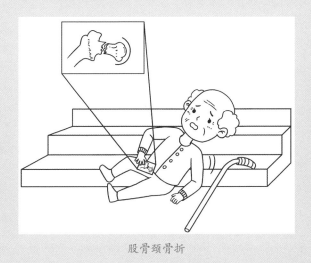

股骨颈骨折

他存在髋部疼痛，如果不手术，卧床不能活动的情况下肺部感染很难治疗，所以不建议为了治疗肺部感染而推迟手术。而且一旦长期卧床，血栓、褥疮这些并发症，哪一样都会要了命。真是左右为难啊！

医生：那你们最后怎么决定的呢？

家属：我和我哥商量本来是同意手术的，可是当天晚上又给我爸老家的兄弟姐妹打了电话，老人们都说我爸年纪这么大了，上了手术台可能下不来了，不让做手术。

医生：其实年龄现在已经不是衡量能否手术的唯一标准了，我记得上个月还看到你妈搀着你爸在公园晒太阳呢，老爷子摔倒之前，身体状态还是不错的吧。

家属：可不是嘛，我爸虽说平时不爱动，走路也有些不稳当，但至少能照顾自己，平时那么多药，每天都是自己分好了自己吃。家务活儿虽说都是我妈做，我爸偶尔也能搭把手，俩人相敬如宾也算其乐融融，所以才一直没找保姆。

医生：那后来没做手术怎么治疗的呢？

家属：没有做手术，就回家吃的止疼药。但是吃了药老爸还是疼痛难忍，特别难受。止疼药吃多了胃又不舒服，根本吃不下饭，然后大便也拉不下来。那段日子，难过极了……

医生：是的，止痛药的副作用就是刺激胃肠道黏膜，食欲不好营养差，抵抗力也就弱了。便秘也是止痛药的副作用，得注意通便治疗。不过股骨颈骨折不经过手术，骨折处的错位难以恢复，可能出现骨折畸形愈合或者不愈合，止痛药也是很难缓解疼痛的。而且一旦卧床，后面就会引起一系列连锁反应……

家属：是啊，我爸整天嚷疼，越躺越弱，饭也吃不下，痰也咳不出，他难受我们看着也难受。后来撑不住再想去手术，可是已经错过最好的时机了，肺部感染越来越重，已经呼吸衰竭了，大夫说没法再上台了……

医生：是的，老年人股骨颈骨折应该尽早进行手术。一般在入院48小时内手术治疗效果更好，可以减轻疼痛、降低并发症发生率，术后尽快康复训练也会缩短住院时间。而延迟手术往往会增加患者的死亡率。所以，只要患者的身体状况许可，我们会建议尽快手术。因为内科疾病而推迟手术的患者死亡率最高，而这些患者可能会因及时手术得到最大的获益。当然高龄慢性病老人的手术风险是很大的，医生需要做好充分的术前评估和准备。当时骨科大夫已经愿意承担风险给你们做手术了，家属如果充分了解这些利弊，也许会改变想法。做手术搏一搏，还有可能康复，即便不能康复，也能减轻疼痛。否则，不做手术的话，像你爸这些并发症是很难避免的。

家属：您说的对，可是当时我们最担心的是爸爸吃着华法林，手术的话出血止不住怎么办呢？

医生：这确实是很多有基础病的老人面临的问题。老

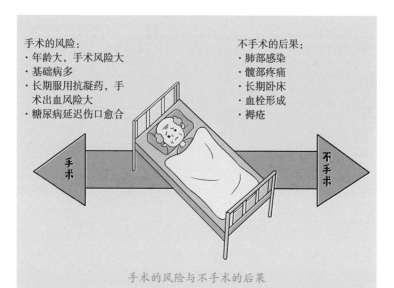

手术的风险：
·年龄大，手术风险大
·基础病多
·长期服用抗凝药，手术出血风险大
·糖尿病延迟伤口愈合

不手术的后果：
·肺部感染
·髋部疼痛
·长期卧床
·血栓形成
·褥疮

手术

不手术

手术的风险与不手术的后果

年患者会因为不同的原因服用抗凝、抗栓药物，这些患者进行术前准备和决定手术时机时，需要考虑所用药物的类别和原因，兼顾这些药物带来的围手术期出血风险和停用这些药物带来的栓塞风险。像你爸因为房颤服用华法林，原则上需要停药并监测国际标准化比值（INR）恢复到正常，必要时也可以应用维生素K拮抗，术中出血量多可通过输注血浆拮抗；对于停用华法林后血栓风险较高的患者，需要抗凝桥接治疗。其他的比如有些老人服用抗栓药物阿司匹林和氯吡格雷，目前有一定的证据支持可以不用推迟老年股骨颈骨折的手术时机。如果停药后心血管系统血栓的风险低，可以停用阿司匹林和氯吡格雷；如果停药后血栓的风险高，尤其是对近期放置了冠状动脉内支架的患者，应该与心内科医生协商停药后支架内血栓的风险，对高危患者不能停药；术中出血量多可通过输注血小板拮抗。

家属：哎，如果当初早点儿跟您聊聊，我们一定会做这个手术的。我爸骨折后不到半年就去世了，我妈一直后悔，说真是一跤摔死了呀，都是教训啊！

医生：是啊，所以我们也把股骨颈骨折称为"人生的最后一次骨折"，就是因为它大多发生在高龄衰弱的老人，骨折后如果没有及时治疗，导致的并发症往往是致命的。

所以我们要指导老人和家属从内因和外因两个方面去预防跌倒的发生，老年人也可以进行一些肌肉力量和平衡功能的锻炼，减少跌倒的风险。一旦发生了股骨颈骨折，在选择手术或非手术治疗时，需要综合考虑患者的合并损伤、合并的内科疾病和严重程度等，同时还要结合医生的临床经验。需要医生跟患者及家属深入沟通，评估治疗的风险和获益，选择恰当的治疗方案。尤其是对于合并严重内科疾病的患者，更需要个体化分析手术的风险和由此给患者带来的获益。

对于大多数患者来说，手术治疗是首选，在情况允许的情况下，还是建议能尽早手术为宜。现在治疗指南中都建议在老年股骨颈骨折的治疗过程中，常规要有老年科医生的参与。很多临床上的研究也表明，骨科和老年科密切

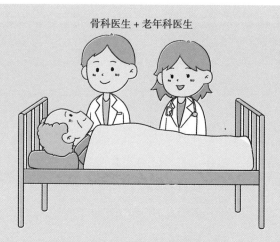

骨科、老年科医生共同管理模式

协作、共同管理患者的模式优于传统的骨科病房收治会诊模式，会让更多的老年患者获益。

家属：嗯，希望我们家的悲剧不要在更多的家庭中重演，真心希望更多像我家一样有老人的子女能了解到股骨颈骨折预防和治疗的这些知识啊！

（撰文：康琳博士，北京协和医院老年医学科副主任医师）

老年人走路需要有一定的技巧性和协调性，不要认为走路很简单，从小就是这么走的而对其"熟视无睹"。对小宝宝来说，跌倒是学会走路的必然过程，婴幼儿骨关节适应性强，重心也较低，不会摔得很重，在学习站立和步行时，跌倒可以帮助发展运动协调和平衡能力。而对于老年人来说，跌倒可能是灾难性的。随着头脑反应迟钝，运动协调和平衡能力的下降，即使在平坦的马路上，每走一步都有可能失去平衡而跌倒。容易跌倒的事实和对后果的恐惧会像阴影一样笼罩着老年人的生活。因此，切记走路时步态（步行的姿势）要稳，步频（每分钟走的步数）要慢，步长（每步的长度）要短。以在白天视线好的平坦路面上慢走锻炼为佳，要量力而行，最好有家人陪伴。

还要记住，夜间起床上卫生间时一定要先打开夜灯，再起身。不论晨起还是午睡醒来，首先在床上伸个懒腰，在床边坐 1~2 分钟，待头脑完全清醒后再站起来，一定要坐着穿裤、穿鞋，然后喝一杯温水，补充一晚上失去的水分，再开始一天的生活。愿您"脚踏实地，从容不迫"地在平坦、明媚的步行道上与老伴手牵手，窃窃私语或开怀大笑，悠然自得地享受幸福的晚年生活。

愿 21 世纪的老人们既有平和的内心，又有坚强的骨骼！

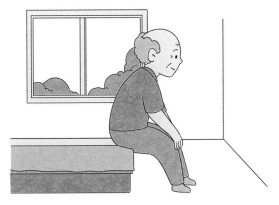

起床后稍坐片刻

解剖的温度

"糖丸爷爷"与脊髓灰质炎

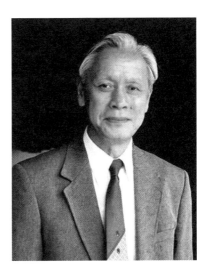

"**落**其实者思其树，饮其流者怀其源。"我国已在2000年消灭了脊髓灰质炎，但我们永远不能忘记一位伟大的科学家，中国脊髓灰质炎疫苗之父顾方舟教授，"糖丸爷爷"做出的贡献。

脊髓灰质炎

顾方舟教授（1926—2019）

　　脊髓灰质炎是由脊髓灰质炎病毒引起的急性肠道传染病。人类是脊髓灰质炎病毒在自然界中的唯一宿主（给病毒提供营养的场所），以侵犯5岁以下的儿童为多见。脊髓灰质炎主要通过粪便、口腔途径传染。90%以上的传染源是隐性感染者。该病毒存在于人类肠道中，会随大便排出体外，病毒如污染手，经手又污染餐具或食品，再传给他人，就会经口腔传播流行下去。

脊髓灰质炎病毒是一种神经营养病毒，经肠道进入血循环，主要侵犯脊髓腰段灰质前角的运动神经元胞体，受到感染的胞体受损（多侵犯一侧灰质前角），造成同侧下肢失去运动功能。感染后主要表现为发热、乏力、多汗，可伴咽痛、咳嗽等呼吸道症状，或食欲下降、恶心、呕吐、腹痛等消化道症状。病情持续 1~4 天，如不再继续发展，受损的运动神经胞体会慢慢痊愈。如继续发展，通常于起病后 20 天出现肢体瘫痪，以单侧下肢瘫痪居多，这就是我们所说的"小儿麻痹后遗症"。表现为弛缓性瘫痪，腱反射消失，肌张力减退。受到破坏的细胞体终生不能恢复。长期瘫痪的下肢发生肌肉萎缩、关节畸形，严重影响走路。有的患者脊髓胸段受损，会累及呼吸肌，影响呼吸运动，表现为呼吸浅速、咳嗽无力等。个别病例可伤及延髓，呼吸中枢受损时出现呼吸不规则，呼吸暂停，严重时可能呼吸衰竭。脊髓灰质后角为感觉神经元胞体所在地，不会受到该病毒感染，故患者感觉正常。

到目前为止，人类还没有针对该病毒感染的脊髓灰质炎有效的治疗药物，唯一的有效方法是预防接种脊髓灰质炎疫苗。

脊髓的结构

　　脊髓为低级中枢，位于椎管内，呈圆柱状，上端连着脑，在 5 岁儿童，下端平第 2 腰椎平面。脊髓两侧与 31 对脊神经相连，每对脊神经由感觉纤维和运动纤维组成，主要分布到四肢和躯干，支配感觉和运动。在脊髓的水平切面上，可见脊髓有两种结构，内部结构颜色较深，呈蝴蝶样，叫灰质；灰质周围结构呈白色，叫白质。灰质向前突出的部分叫前角，在前角里，有许许多多运动神经细胞的细胞体。神经细胞又称神经元，包括细胞体和突起。前角运动细胞体发出的突起支配四肢和躯干的骨骼肌运动。灰质向后突出的部分叫后角，内有感觉和联络神经元胞体。灰质向两侧突出的部分叫侧角，内有内脏神经元胞体。

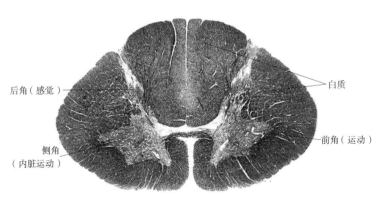

脊髓的结构（水平切面）

医生查体时，病人坐在椅子上，小腿自然下垂，用叩诊锤轻轻叩击髌骨下方的髌韧带，小腿突然抬起。这称为膝反射，完成这一反射的物质基础是反射弧。反射弧有5个环节：一是髌韧带里的感受器，二是股神经的传入纤维，三是脊髓（中枢），四是股神经的传出纤维，五是股四头肌里的效应器。叩诊锤叩击髌韧带，刺激了韧带内的感受器，产生的电信号经传入神经纤维到达脊髓，脊髓将信号传给传出神经纤维，而后到达效应器，股四头肌收缩，小腿抬起。这一检查可能出现4种反应：一是小腿适度抬起，属正常反射；二是小腿抬起幅度小，缓慢，属于反射低下；三是快速强劲抬起，属于膝反射亢进；四是无反射。任何一个环节出现问题，反射都会出现异常。小儿麻痹后遗症是脊髓内的运动神经细胞

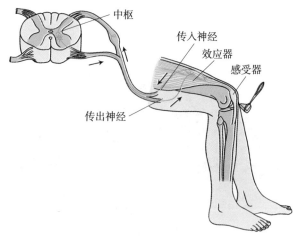

膝反射的5个环节

体被破坏，不能接受传入神经纤维传来的信号，也就无信号
到达传出神经和效应器，故无膝反射。

脊髓灰质炎疫苗研究的历史

1936 年，纽约大学的研究助理莫里斯·布罗迪（Maurice
Brodie）利用猴子的脊髓作为病毒生长环境，并以甲醛杀死
病毒，以制成脊髓灰质炎疫苗。在测试疫苗时，布罗迪首先
以自己和多位助手来做实验，接着再将疫苗接种于 3000 名
儿童，其中多人出现过敏反应，且没有出现免疫作用。费城
的病理学家约翰·科勒默（John Kollmer）也在同年宣称
研发出疫苗，不但没有使人产生免疫力，还造成了多名死亡
案例。

到了 1948 年，由约翰·富兰克林·恩德斯领导的波士顿
儿童医院团队，在实验室的人体组织中成功培养出脊髓灰质
炎病毒。恩德斯与同事也因这项贡献而获得了 1954 年的诺贝
尔生理学或医学奖。1952 年，第一款有效的疫苗由匹兹堡大
学的约纳斯·沙克研发完成，这种疫苗称为去活化脊髓灰质
炎疫苗，又称"沙克疫苗"。注射沙克疫苗可使血液产生以
免疫球蛋白为抗体的免疫作用，保护运动神经元，进而阻止
脊髓灰质炎，也因此降低了产生脊髓灰质炎后遗症的风险。

沙克疫苗在 1955 年获得许可，到了 1957 年，美国一年
的脊髓灰质炎病例数减少到 5600 例。在沙克疫苗获得成功后

数年，沙宾研发出口服脊髓灰质炎"沙宾疫苗"。

脊髓灰质炎于 1955 年在我国暴发，江苏省南通市 7 岁以下的 1680 名儿童突然不能动弹，甚至无法自主呼吸而窒息死亡。随后迅速蔓延至青岛、上海、济宁、南宁……一时间，全国闻之恐慌。此后，每年约有 5 万人因此致死致残。1956~1962 年，顾方舟教授和他的团队检测了北京、上海、天津、青岛等地区的脊髓灰质炎患者的粪便标本，从中分离出脊髓灰质炎病毒并成功定型。

"灵心胜造物，妙手夺天工。"顾方舟教授团队在极其艰苦的条件下，经过一系列复杂的技术攻关和验证，研制出了我国的脊髓灰质炎活疫苗（糖丸），在进行到验证疫苗疗效和安全性的时候，顾方舟教授冒着风险在自己和他当时仅 1 岁的儿子身上进行疫苗人体试验，最终取得成功。他用一种看似残酷的执着，表达了对国家、对人民、对科学的爱。这是我国科学史上值得记载的壮举，也是新中国成立后的辉煌史诗中浓墨重彩的一笔。

疫苗在全国推广，每年适龄儿童都要口服脊髓灰质炎糖丸疫苗，使脊髓灰质炎得到有效控制。2000 年，世界卫生组织宣布中国已经消灭了脊髓灰质炎。糖丸疫苗护佑了几代中国人的生命健康，数百万名孩子和他们的家庭因此幸免于难，使中国进入了无脊髓灰质炎和小儿麻痹后遗症的时代。2019 年，在顾方舟教授不幸病故后的几个月，他获得了"人民科学家"国家荣誉称号。中国人民永远怀念顾方舟教授！

器官移植的前世今生

扁鹊换心

《**列**子·汤问》记载了一个关于扁鹊为鲁公扈、赵齐婴换心的故事。大意是，一天，鲁公扈、赵齐婴一同请扁鹊看病。扁鹊看罢说，公扈志弱气强，齐婴气弱志强。如果二人的心互换，就会优势互补，各自臻于完善。二人欣然接受。于是扁鹊使用麻药后剖开他俩的胸膛，做了心脏互换手术，手术顺利，然后又用神药催醒，在手术后第三天二人恢复如初，各自心智焕然一新。这是多么美好的器官移植梦想！

现代医学的进步圆了扁鹊心脏移植的梦想。器官移植有两种，一种是同种异体器官移植，是指某一人的器官移植给另一人，如与生死密切相关的心、肺、肝、肾发生功能衰竭，不做器官移植必死无疑，做了有可能挽救生命，这是目前对这些无特效药物可治的疾病最有效的治疗方法。我国法律规定，只有配偶、直系血亲或者三代以内旁系血亲、存在因帮扶等形成亲情关系才能进行异体活体移植。同卵双胞胎间的同种异体器官移植效果最好，基本没有排斥反应；父母与子女间同种异体器官移植排斥反应比较轻；来自尸体的同种异体器官移植均有不同程度的排斥反应。角膜没有血管和淋巴管，所以同种异体角膜移植不出现排斥反应。另一种是自体器官移植，最常见的是皮肤（皮瓣）、骨（骨瓣）移植，不会出现任何排斥反应。

同种异体器官移植

心移植

1963 年 12 月 3 日，南非开普敦格鲁特·舒尔医院的心脏外科医生克里斯蒂安·巴纳德团队完成了世界首例心脏移植手术，这一消息轰动全世界。这是真正的换心手术，距扁鹊的换心梦想过去了 2300 多年。捐赠者为一 25 岁女士，受捐者为一 54 岁男性患者，移植后成活 18 天，因肺炎死亡。早期的心脏移植手术因排斥反应，大部分患者术后很快死亡。其后随着有效的抗排斥药物的应用，移植效果才慢慢回升。目前，我国每年心脏移植手术 100 余例，10 年生存率大于70%，20 年生存率达到 30%。心脏移植已成为挽救终末期心脏病患者生命和改善其生活质量的有效治疗手段。

2021 年 11 月，广东省人民医院收治一位急需心脏移植手术的 5 月龄婴儿。几天后小患者终于等到了一名 4 岁儿童捐赠的心脏，这个心脏是 B 型血，而小患者是 A 型血。考虑到 2 岁以下的儿童体内免疫机制尚不完善，进行跨血型的移植手术，有可能"骗过"免疫系统。在经过充分准备后，历经 7 个小时，成功进行了"跨血型心脏移植"，术后小患者情况良好。

肺移植

肺移植手术分为单肺移植、双肺移植、肺叶移植和心肺联合移植。1963 年美国 James Hardy 教授首次进行单肺移植手术，术后患者成活 18 天。1981 年 Reitz 教授首次进行心肺联合移植。1986 年 Dark 教授进行双肺移植手术。1988 年加拿大 Cooper 的单肺移植手术，患者存活 6 年多。1995 年和 1998 年北京安贞医院分别进行了单肺和双肺移植。截至 2022 年，全世界共实施肺移植手术 6 万多例。

由无锡市人民医院陈静瑜教授领衔，为南京一淋巴管肌瘤中晚期患者先后完成了两次双肺移植手术。2013 年 8 月第一次肺移植手术的捐献者是"放牛小弟"，2017 年 12 月出现移植排斥反应。2018 年 10 月第二次肺移植手术的捐献者是"三十同学"，目前患者生活质量良好。陈静瑜教授团队完成的肺移植手术的数量和成活率达到世界先进水平。

肝移植

肝移植分为尸体肝移植和活体肝（部分）移植。前者是指植入尸体提供的健康肝，移植到患者体内。世界上第一例尸体肝移植是美国 Starzl 教授于 1963 年完成的。后者是指在有血缘关系的供、受体之间进行的部分肝移植，比尸体肝移植有更多的优点，如缺血时间短、移植后排斥反应小、手术准备充足等。第一例活体肝移植是 1988 年巴西圣保罗医科大学的 Raia 医生完成的，患者为 4 岁女童，供者为其 23 岁的母亲，母亲将部分肝捐给女儿。手术进行 18 小时。因出现严重的溶血反应，于术后第 6 天死于肾功能衰竭。母亲恢复良好，术后第 8 天顺利出院。日本京都大学 Tanaka 教授完成了活体肝移植 1000 多例。1997 年第四军医大学西京医院在 Tanaka 教授指导下，完成一例父女之间的活体肝移植，到 2005 年随访时已经健康生活了 8 年多。

　　肾移植

　　肾移植分为尸体肾移植和活体肾移植。1954 年，美国波士顿哈特韦尔·哈里森和约瑟夫·默里医师完成了第一例肾移植手术。为了避免出现排斥反应，这次手术是在一对双胞胎身上进行的，排斥反应比较小。尽管如此，它还是开创了人体器官移植的新时代。由于进出肾门的肾动脉、肾静脉和

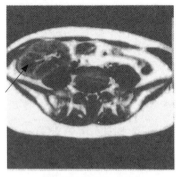

CT 示移植于右髂窝的肾功能正常（箭头）

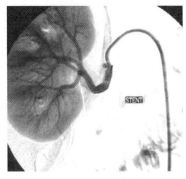

造影示肾移植成功

输尿管管道较粗，吻合起来比较容易，且对免疫排斥的研究取得突破性进展，故使其成为同种异体器官移植中最早成功且数量最大的手术。我国的肾移植手术质量和数量已跃居世界前列，上图为某肾移植中心完成的一例同种异体肾移植手术移植成功影像。

相对于异体大器官移植，诸如角膜、血液（输血）、骨髓等组织移植手术更加普及，成功率更高。

生殖器移植

2019 年，美国霍普金斯大学医院 Redett 团队完成了一例同种异体阴茎、阴囊移植术。患者是一名退役美军士兵。他在阿富汗作战时踩上地雷，不但失去了小腿，还失去了阴茎、阴囊和周边组织，近年来都因此感到孤独和沮丧。该团队为了准备这场史无前例的阴茎、阴囊和下腹壁移植手术，在人的尸体和老鼠身上分别进行了神经、血管吻合的精心准备，他们还研究了这些复杂的解剖结构中哪些部分最容易被免疫系统排斥（结果是尿道）以及如何快速检测和预防排斥。整个复合移植器官重约 2kg，在显微镜下缝合了几十条微小血管和神经，耗时 14 个小时，最终获得了成功。术后退役老兵表示"感觉自己又完整了"。阴囊中并没有睾丸。因为如果患者接受捐赠者的睾丸移植，他的后代将携带捐赠者的基因，会遇到难以解决的伦理纠葛。

但阴茎移植术涉及伦理和心理问题。伦理方面，阴茎移植术一直受到伦理方面的制约，解决过程非常复杂。心理方面，首先最直接的问题就是"人丁稀少，一丁难求"。据 2016 年的一份调查报告显示，美国有超过 1300 名退伍士兵等待生殖器移植手术，90% 不到 35 岁，在最需要阴茎时却无法使用，在生理与心理双重病痛的折磨下备受煎熬。事情就是这么矛盾，上述患者既想移植，而移植后又不愿认同自己身上挂着别人的命根子，特别是他的妻子无法接受，无奈这位老兵只好要求把好不容易移植成功的阴茎又切掉了。其实，阴茎不同于重要的内脏器官，没有阴茎，人依然能活；但如果移植了，心理问题终生无法解决。

中国早在 2005 年就做过一例阴茎移植手术，由原广州军区总医院胡卫列教授团队完成。不过患者和妻子在手术成功后都产生了极大的心理问题，超出了医生和患者的想象，最终医生不得不按照患者的要求将移植成功的阴茎切除。

由于变性手术、阴茎外伤缺失使阴茎再造术需求不断增长。阴茎再造术作为一种显微外科手术，技术上已经不是什么难题，但用自体组织再造的阴茎只是形似，因没有阴茎内那样的结构，所以难以勃起，功能不行。

睾丸移植史上曾经发生过一件荒唐的事。20 世纪初，奥地利内分泌学家尤金·施泰纳赫提出，男性成为同性恋的根源在于睾丸。基于这一理论，当时兴起了一阵睾丸移植风。男同性恋者被阉割，然后移植来自异性恋的睾丸，以治疗他们的"疾病"。幸好，排斥反应使得移植手术失败，避免了更多男性同性恋者受到伤害。

手移植

异体手移植真正成功的病例并不多。在中国手移植的结果也不乐观，两例患者移植的手早期看起来不错，但一年后出现排斥反应，其后陆续出现皮肤溃烂、感觉消失、肌肉萎缩、关节强直、失去运动功能，最后移植手成为患者的累赘。同时也出现心理障碍，患者总是把手插在口袋里，怕别人看到；不愿意跟熟人握手，生怕熟人感觉到不是他自己的手。最后移植手不得不截掉。

异体手移植实际上是一种复合组织移植，这种择期手术，要比断掌急诊再植手术简单得多，技术上早已不是问题。但复合组织移植排斥反应强烈，特别是皮肤。心脏、肺、肝或肾移植近似于单种细胞移植，技术成熟，抗排斥方案基本过关，能有效提高患者的生存质量。正如中国手外科泰斗王澍寰院士所述，人没有心脏、肺、肝或肾不能成活，失去功能后必须移植，而没有手，不是必须移植的适应证，特别是排斥问题尚未解决的情况下更不要盲目推广。现在研究成功的人工智能手已能满足部分日常生活的需要，如有条件可以安装。

异体手移植的心理障碍也曾发生在世界首例手移植患者身上。新西兰人 Clint Hallam 将"新手"形容为"令人厌恶的、衰老的家伙"。他多次请求医生将其切掉。为达目的，他甚至自行停用免疫抑制药物，迫使医生同意。这件事在媒体引起轩然大波，还激发了美国作家 John Irving 的创作灵感，写出新书《第四只手》。

换脸术

《聊斋志异》中的换脸故事《画皮》给读者留下了深刻的印象，那是神鬼事，不要当真。随着现代医学的不断发展，真实的"画皮"已经实现，而这背后的科学和伦理挑战才刚刚开始。

2006 年，第四军医大学西京医院为一位面部受到野兽撕咬的云南省男性患者成功完成了国内首例换脸手术。

2008 年 25 岁的美国人威恩斯遭电击后额头以下的面部严重受损，双目失明。2011 年，在美国波士顿布里格姆妇科医院，由整形外科医生波马哈奇带领的团队，经过 15 小时的奋战，为威恩斯成功进行了面部移植手术。威恩斯说希望有朝一日能微笑并亲吻女儿。

美国 22 岁的迪梅奥在一次惨烈的车祸中面部和双手被严重烧伤，2020 年纽约大学朗格尼健康中心的外科团队成功为其进行了全球首例全脸和双手移植手术，耗时约 23 个小时。在康复过程中，迪梅奥学会了睁开眼睑、移动双手，甚至微笑。

异种器官移植

古代神话故事中有许多借助神的力量进行人与其他动物器官移植的传说。如埃及的狮身人面像，印度的大象头人身伽内什，中国的人面蛇身女娲等等。古人希望通过这种神的力量改变自身，获得幸福，但这终究是梦想。现代科技会将梦想变成现实。

最早的异种器官移植是在 1906 年，英国有位医生大胆地把猪和山羊的肾脏分别移植到两个患者身上。遗憾的是，由于当时还不为人知的排斥反应，患者很快就死亡了。

为了寻找跨物种器官移植手术的方法，英国剑桥大学的科学家在动物身上进行了实验。自 1992 年开始饲养世界上第一群心脏中含有人基因的猪，在猪长大后，科学家将猪的心脏植入猴子体内，几乎没有产生排斥反应，猴子存活了 40 天因其他原因死亡。

1992 年，美国匹兹堡大学医学中心开始了一种新的尝试，他们把一只 15 岁雄性狒狒的肝脏移植给一位 35 岁生命垂危的男子。术后当天狒狒肝脏就开始发挥功能。为了减少患者对狒狒肝脏的排斥反应，医生们采用多种抗排斥药物。术后数日，这位男子第一次刮了胡子，开始食用流质食物，并下地走路，但 2 个月后出现发热症状，不久后不明原因死亡。

人造器官移植

为了解决器官来源匮乏的难题，科学家早就开展了人造器官研究。1982 年 12 月，美国西雅图 62 岁的牙科医生巴尼·克拉克成为世界上第一个接受人造心脏移植手术的人。

一颗塑料心脏在他的胸腔里跳动了 1300 万次,生命维持了
100 多天。人们尝到人造心脏的甜头后,又研制出了效果更
好的心脏。

英国研制的人造血管植入患者体内可长期使用,并不易
形成血栓。这种人造血管用聚合物纤维编织而成,具有良好
的弹性,坚实耐用。在管壁内又薄薄地涂上一种非常光滑的
聚合物,油脂很难在上面沉积。用金属或陶瓷材料制成的关
节替换受损的髋关节、肩关节、膝关节等,都取得了良好的
效果。功能健全的智能假肢也已上市。

人工器官不仅能挽救人的生命,还能提高人的生活质量。
假牙、假发早已在市场普及,人造晶体已使千千万万的白内
障患者又看到了往日五彩缤纷的世界。澳大利亚科学家在 20
世纪 70 年代发明的仿生耳使众多听障患者从无声的世界里解
放出来。

免疫排斥反应

同种异体器官移植的关键不是手术本身,而是免疫排斥
问题。每个人自身都有一套自我保护的免疫系统,不允许他
人(异体)的组织或器官侵入自己的体内,如果进来就是侵
略。机体会动员免疫防御系统对植入器官排斥,把它清除出
去,这一过程会使移植器官不能得到血供而坏死,这就是现
在器官移植后要终生使用抗排斥药物的原因。抗排斥药物是

一把双刃剑，它使机体排斥能力下降，移植器官能够成活下去并发挥功能，但可使机体的整体免疫力下降，容易并发其他疾病。就像民间的一句话：甘蔗没有两头甜！如果有朝一日能够解决免疫排斥问题，那不仅同种异体器官可以自由移植，就是异种器官也可以无障碍地移植给人类，也就彻底解决了供体来源困难问题。

器官捐献的管理和伦理

器官移植手术的出现使很多患者看到了希望，因而等待接受器官移植的人越来越多，但是僧多粥少。据统计显示，目前可供移植的捐献器官仅能满足 10% 的患者需求，还有成千上万的器官移植等待者望眼欲穿，等待数月甚至数年，有的患者等不到移植器官就失去了生命。西班牙是世界上人均捐献器官最多的国家，每一百万居民中就有 27 人捐献器官，但是西班牙每年却有数百万人需要接受器官移植。

据说美国从 1984 年开始实行器官有偿供给，"人体器官库"在美国应运而生，他们把脑死亡者和心脏停搏者捐献的器官收集起来，提供给需要器官移植者，生意火爆。

由于供体器官的匮乏，催生了违背伦理和法律的暴利贩卖活肾的犯罪团伙。犯罪分子勾结不法医院、医生，蒙骗受害者（供肾者），进行地下肾移植手术；有的肾需求者通过非法"中介"参与"器官移植旅游"，到达能够实施肾移植的地方进行交易。由于条件简陋，这会给"供肾者"带来巨大的危险和无穷的后患。

目前一些国家已经把器官移植当作一种社会公益行为，而这也意味着越来越多的活体器官捐献不必局限于血缘之间。这些"活体无关供者"占据了西方国家肾移植手术一半左右的数量，为彼此陌生的患者捐献器官。自 2011 年以来，英国开始使用"共享捐献"系统来加强器官移植管理。在此框架内，供者可以将肾捐献给没有血缘关系或从未谋面的患者，同时这些患者的亲朋好友中也有人愿意捐献器官，最终让加入捐献循环的患者都能得到所需的器官。例如，B 先生想把自己的肾脏捐献给他的妻子 C，但是经过检测发现夫妻之间配型失败，于是 C 从配型成功的供者 A 处得到器官。由于他的妻子接受了供者捐献，所以 B 先生可以选择将器官捐献给患者 E。而此前与患者 E 配型失败的妹妹 D 可以将器官捐献给患者 G，然后与患者 G 配型失败的母亲 F 可以将器官献给 H，并以此类推。在整个器官捐献循环中，我们看到供者 A 并不能从中获得任何利益，因此 A 在向陌生人捐肾时是完全出于利他主义的善意。

2007 年我国正式颁布《人体器官移植条例》，器官捐献由中国人体器官捐献管理中心统一管理和分配，数据显示，2020 年我国已成为全球第一器官移植大国。随着组织配型技术的进展，很容易从茫茫大海中找到可以匹配的器官。中国人体器官分配与共享计算机系统中，保存有器官捐献人登记及器官匹配系统和器官移植等待者预约名单系统。在这个系统中，一旦有器官捐献，计算机会自动分配给配型成功的等待者。从 2016 年开始，中国建立的人体器官转运绿色通道已在航空、铁路和公路相继实施，使数以万计的患者从中受益。

在生命的最后时刻，选择让逝去的生命以另一种方式留在这个世界上。移植手术的最伟大之处，是器官捐献者给受捐者的生命礼物。

自体器官移植

自体器官移植操作起来就简单多了，取自己的部分次要组织修复自己缺损的重要组织，"拆东墙补西墙"，不涉及其他任何问题。今非昔比，现在的自体皮肤移植技术已成寻常事。根据自体皮肤缺损的大小，从自己身上次要部位切取相应大小的带血供的皮瓣，移植至缺损部位。皮瓣移植需要吻合血管。说到吻合血管技术，那首先要归功于三点吻合术的发明者卡雷尔（法国人，1873—1944）。到 19 世纪末，体表伤口的平面缝合技术已日臻成熟，但对于血管的吻合仍

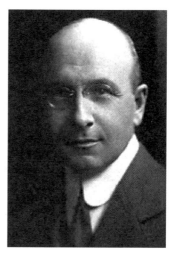

卡雷尔

困难重重。卡雷尔决心挑战这一世界性难题。一次偶然的机会，卡雷尔发现从事刺绣的母亲在刺绣前会把布料的边缘牢牢固定，以让布面紧绷易于定位。卡雷尔敏锐地捕捉到了这一细节，很快巧妙地将这一理念应用到血管吻合中，著名的"三点法"吻合术便由此诞生。他首先是在两段血管的吻合端口，等距离吻合三针，吻合后管腔不会狭窄。1902 年，卡

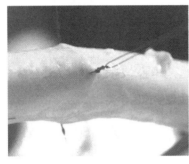 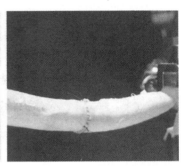

三点吻合 　　　　　　　　血管吻合完成

三点吻合术

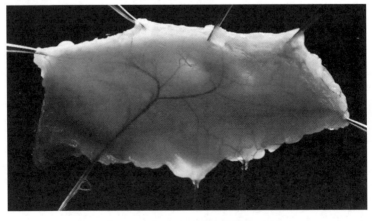

带血供的皮瓣（王增涛教授惠赠）

雷尔将这一技术发表在《里昂医学》杂志上；10 年后，他因此获得了诺贝尔生理学或医学奖。这大概是医学史上最匪夷所思的灵感之光了，很难想象，具有划时代意义的血管吻合技术居然会与刺绣有直接的关系。

今非昔比。关于皮瓣移植手术，山东省立医院王增涛教授团队能够吻合 0.2~0.3mm 的皮瓣血管，移植的皮瓣，供、受区不留痕迹，功能如初。灵心胜造物，妙手夺天工！这印证了一位先贤曾经说过的话：技可进乎道，艺可通乎神，技术和艺术最终在上升至"道"的过程中融合。

医学是自然科学，也是人文科学，更是有温度的科学。

"无言良师"的来历

自古以来，对于绝大多数人而言，身后入土为安，是与尘世作别前最后的执念。人们愿意相信，一副完整的肉身，会护佑故去之人顺遂安乐的下一征程。然而，有一群人，他们将沉眠的遗体作为一份厚重礼物，馈赠予人类求觅健康的医学事业。这些捐赠者就是我们尊称的"无言良师"或"大体老师"，每一位医生，都是他们的学生。

长久以来，医学教育和科研如何获得解剖用遗体步履维艰，说来话长。欧洲文艺复兴时期，英国人体解剖法规开始解冻。皇家颁布法案，允许皇家医师学院医师和理发手术师解剖被处决的犯人，每年 12 具，进行解剖教学和医学研究。在英格兰，血液循环的发现者威廉·哈维也曾因没找到可供解剖的对象，亲自解剖了自己病故的父亲和妹妹（有人称是为了病理解剖，查找病因）。意大利人体解剖也开始解冻，罪犯如何处死由法官定夺。据说意大利大法官曾送给意大利著名医生加布里瓦·法罗皮奥（Gabriele Falloppio，1523—1562）一名被海关判处死刑的罪犯，还说可以按他觉得最合适的方式把罪犯处死。结果法罗皮奥与罪犯协商一致，选择了相对人道的方式（吸食过量的鸦片）获得了这具尸体。真是不可思议！

为了增加尸体的供应量，英国政府甚至增加了以绞刑作为惩罚罪犯的数量。即便如此，仍不能满足医学院校解剖教学的需求。由于买卖尸体有利可图，于是"盗尸"这一行当应运而生。一群群以偷尸为生的"掘尸人"溜进墓地挖出尸体，或从停尸房盗取尸体，高价卖给医学院校，用于解剖教学。

由于尸体需求量越来越大，利润可观，曾一度出现骇人听闻的谋杀案，将尸体出售给医学院校的犯罪活动，其中最著名的便是"伯克和哈尔谋杀案"。1827~1828 年间，伯克伙同哈尔在英国爱丁堡出租公寓内以不同手段杀死 16 人，将尸体出售给医学院校。案件告破后，伯克被处以绞刑。他的尸体在爱丁堡医学院解剖剧场公开解剖，观众人山人海，不得不动用警察维持秩序，整个解剖过程持续了两个小时。最后，主持这一活动的解剖学教授用羽毛蘸上伯克的血写下一张条幅：这是取自伯克头部的血写的，他因谋杀罪被吊死在爱丁堡。伯克的骨架以及用他的脸做成的面具现保存在爱丁堡医学院的解剖学博物馆内。哈尔成功出逃，不知所踪。另有一种说法是，伯克和哈尔双双被抓获，但无法获得谋杀的直接证据，于是苏格兰的检察长策动哈尔揭发伯克的谋杀事实，结果他被免于死刑，伯克则被处以绞刑。这一说法比较可信。

这起事件直接催生了英国议会的《解剖法》，法案规定，任何想从事解剖的人必须获得内政大臣颁发的执照，成为"持牌老师"，只能在许可证规定的建筑物内解剖尸体，并对其解剖的尸体负责。全国有 4 名解剖监察官，持牌老师定期向他们汇报，再通过他们向内政大臣报告，明确每一具尸体的来源和去向。《解剖法》为医生和医学生的需求提供了法律保障。18 世纪欧洲其他国家也通过了类似的法律，允许使用无名尸体以及监狱、济贫院、罪犯、慈善机构和医院的尸体，更对近亲的遗体捐献给予鼓励。但几百年来，人体标本匮乏仍困扰着解剖教学和科学研究。

1912 年 11 月 24 日，北京医学专科学校（北京大学医学部前身）首任校长汤尔和呈文当时的民国政府教育部，请求公布由他起草的《解剖条例》，历经周折，终于在 1913 年 11 月 22 日得到内务部批准。此后又公布了施行解剖资格、搜集尸体、留存标本、安葬尸体等过程中的实施细则。这是中国的第一部解剖法案。

我国的遗体捐献

了解人体的最好方式，就是去解剖"无言良师"。我国遗体捐献之风逐渐形成，医学院校人体解剖教学的困境正在逐步改善。目前，大陆地区进行人体捐赠意愿登记的人数占全国总人口的 0.01%，而最后实际达成捐赠的人数仅是其中的 10% 左右。而在现实的遗体捐赠工作中，这一数字的背后，是一道又一道难解的题。

要使一具刚刚捐献的遗体成为一位合格的"无言良师"，第一步是对新鲜遗体进行一系列精细的防腐处理，即将福尔马林灌进身体的每条血管中，进而到达所有细胞，改变蛋白质的结构，使遗体能够在最大程度上得到固定，延长其保存时间以满足教学使用。完成灌注后，遗体便放进冷柜冷藏保存，如果对质量要求更高的话，可以选用高质量的保存液保存。这个过程，往往需要 1~2 年时间。用于手术入路研究的必须用新鲜遗体，不能固定，这样才会更接近活体。

遗体捐赠是一件功在当代、利在千秋的功业。一具具静静安详躺着的"无言良师"，在世时无论是漂亮光鲜，还是坎坷蹉跎，皆为身前事。当选择将自己的遗体捐献给医学教育时，无一例外地，他们都是这个世界上无与伦比的美丽，可谓"以己身赠慷慨礼，献大爱育精诚医"。

一直到美国耶鲁医学院的成立，解剖学这门学科中蕴含的人文关怀才逐渐流露出来，并一步步发扬光大。耶鲁医学院的学生们在解剖课中用各种方式，表达着对"无言良师"的敬畏：在第一堂人体解剖课前，他们朗诵诗歌或者弹奏音乐，来表示对无言良师的感谢。在解剖课结束后，他们会为每一具遗体举行庄重的葬礼。

年复一年，在我国各医学院校人体解剖学的第一课，都能听到师生们那萦回巡鸣的誓言："无言良师，授吾医理；敬若先贤，临如活体；谨言躬行，追深辨细；德彰术精，铸成大医。"解剖祭既是人们表达对故去者的敬仰和怀念，也是每一位医学生灵魂洗礼的仪式。

关于无言良师，流传着这样一句叮咛："我宁愿你在我身上试错千刀，也不愿你在病人身上切错一刀。"我们都知道，医学的进步建立在不断的试错之上。然而，作为医生，面对的是生命，是一个个活生生的人。那该如何做？只能在无言良师身上寻找答案。从医学生到成为医生，以及医生执业的一生，无言良师们始终在为其驱散迷惘。

"解剖维纳斯"的诞生

为了解决尸体标本不足之困境，在 19 世纪后期，佛罗伦萨自然博物馆建立起蜡塑模型作坊。在那里，艺术家们创造了一系列被称为"解剖维纳斯（anatomical venus）"的蜡塑人体模型。这些等身大、可拆卸的模型，展现着人们心目中完美的女性形象和高度精确的人体解剖结构，弥补了尸体标本匮乏的燃眉之急。

实际上，"解剖维纳斯"的诞生并不轻松。为了精确还原人体的构造，蜡塑艺术家苏西尼对数十具尸体进行了详细的解剖观察。通过制模，精准地展现了人体器官的种种细节，即使是一些当时还不被人认识的解剖结构，也在模型中得到了忠实体现。

随着数字技术的进步，2017 年，美国斯坦福大学对蜡塑解剖模型进行高清扫描，建立了"数字解剖维纳斯"。数字解剖维纳斯比经过防腐处理的标本更接近人体本色，也比纯粹的虚拟解剖图像逼真，受到学生们的欢迎。

3D 打印：人体解剖模型的新来源

近 20 年来，3D 打印技术的应用促进了人体解剖模型制作技术的发展，其几何形态、解剖细节、纹理特征等"精准程度"不亚于手工制作的标本，在一定程度上缓解了解剖教学标本、模型来源的困境。山东数字人科技股份有限公司慧赠的 3D 打印手模型和脑模型图见彩插。

3D 打印为快速成型技术的一种，是以数字模型文件为基础，运用金属粉末或塑料等可黏合材料，通过逐层打印的方式来构造物体的技术。其方法是，从高精度数字人数据集中选取数据，包括原始断层数据、精细化的分割数据和器官结构的 3D 几何模型，包含骨、肌、血管、神经、韧带等解剖结构，从原始断层数据集中提取每个解剖结构表面数据中的体素，生成该几何模型的纹理贴图，以确保每个解剖结构的几何模型外观具有与真实解剖标本相一致的视觉感知。

随着 3D 打印技术和数字化建模技术的发展，3D 打印模型将广泛应用到解剖学教学中。随着数字提取技术的提高，

3D 打印工艺及材料科学的发展，具备结构优化、不同结构、质感各异的 3D 打印模型在解剖学教学中将大有作为。

计算机生成的模型，使医学生减少了花在解剖人体上的时间，但这只能作为辅助教具，不能代替人体解剖。对于一个刚入行的医学生来说，这种面对"无言良师"的解剖体验，再发达的科技制品也无法代替。当你静下心来，仔细解剖各个器官，会从中真正看到学问之深，人体之美；你会十分感谢逝者，站在那里，只有敬畏。

解剖学是外科医生的指路明灯，在这盏明灯的照耀下，你才能看得清楚每一处细微结构，手术操作起来才能得心应手，游刃有余。

主要参考文献

1. 钟世镇.认识我们自己[M].北京：北京少年儿童出版社.2002.

2. 丁自海,刘树伟.格氏解剖学[M].济南：山东科学技术出版社.2017.

3. 梁衡.科学发现演义（上）[M].济南：山东科学技术出版社.1989.

4. 李清晨.心外传奇[M].北京：清华大学出版社.2012.

5. 苏上豪.开膛史[M].北京：中信出版社.2014.

6. 朱石生.天才永生：维萨里与实证解剖[M].北京：新星出版.2020.

7. 朱石生.沥血叩心：哈维与血液循环论[M].北京：新星出版社.2020.

8. 前原胜矢.左撇子右撇子[M].陆求实,译.上海：文汇出版社.2008.

9. 帕克.DK医学史：从巫术、针灸到基因编辑[M].李虎,译.北京：中信出版集团股份有限公司.2019.

10. 中国科学技术协会.中国解剖学科史[M].北京：中国科学技术出版社.2021.

11.《手术两百年》主创团队.手术两百年[M].北京：科技文献出版社.2020.

12. 舒腾,李德.身体的秘密——从细胞到不可思议的你[M].张佳琛,译.北京：人民文学出版社.2021.

13. 布莱森.人体简史[M].闾佳,译.上海：上海文汇出版社.2020.

14. 帕克.人体[M].左焕琛,译.上海：上海科学技术出版社.2008.

15. AZIZI M H, NAYERNOURI T, AZIZI F.A. Brief History of the Discovery of the Circulation of Blood in the Human Body. Arch Iranian Med, 2008,11(3):345–350.

后 记

在与冯悦编辑谈妥该选题后，我就开始从过去几十年的教学和科研积累的诸多资料中，挑选了与解剖学发展史有关的30多个感兴趣的微故事。因为初次写科普文章，心中没有底气。写的深，太专业了，非医学出身的一般读者看不懂；写的浅了，没有阅读价值。不论内容深或浅，都起不到科普的效果。怎么才能做到恰到好处？我想，医学编辑室的编辑都是医学专业出身，做编辑又有编辑专业知识，工作中接触到许多不同类型的作者和读者，征求他们的意见和建议很有必要。于是，我就把已完成的十几篇文章初稿，在出版社安排的一次座谈会上与编辑们进行了充分的交流，结果大家反映不错，相信不论从事医学的，还是非从事医学的读者都会欢迎。大家也提出一些非常中肯的意见和建议，这极大地增加了信心，开阔了思路，明确了方向。

其实，这本小书着手编写时并没有详细的写作规划和写作大纲，就是从我收藏的资料中，找出几十个感兴趣的题材，各自独立，互不关联，没有分类，没有时间轴线，多少显得有点零散。完成全部书稿后，根据资深编辑和责任编辑审阅后的建议，为了使全书条理更清晰，读者阅读选择更方便，我们将内容比较接近的故事进行了大致归类，分为"解剖史上的人物、解剖与人文、解剖与健康、解剖的温度"四个板块。

正如钟世镇院士在序言中所说，科普能提高全民的科学素质，这是每一位专业人士的责任和义务，也是实现中华民族伟大复兴中国梦的一部分。如这种题材的解剖学科普读物受到读者欢迎，如情况允许，我将在未来几年里奉献给科普爱好者更多有趣的解剖故事。

最后再次感谢山东科学技术出版社的编辑不厌其烦地建议、修改；审稿专家提出的宝贵意见和建议；熟悉和不熟悉、线上和线下的作者提供的参考资料。

在写作过程中，我可爱的外孙女拿到了学期末5张奖状，这让我非常开心。长江后浪推前浪，一代更比一代强，这也是我们国家蒸蒸日上的一个小小缩影。明天是"六一"儿童节，我将此书献给她，希望明年更上一层楼。

丁自海
2023 年 5 月 31 日

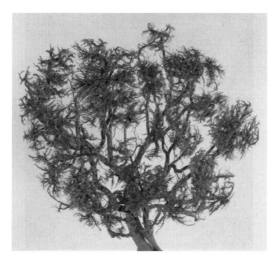

母体面

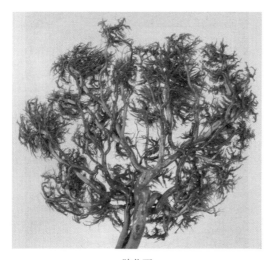

胎儿面

生命之树：胎盘血管（铸型）

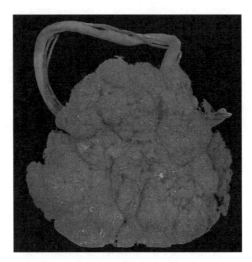

母体面

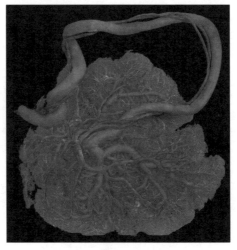

胎儿面

胎盘的外形（铸型）

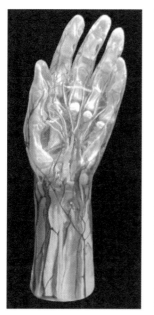

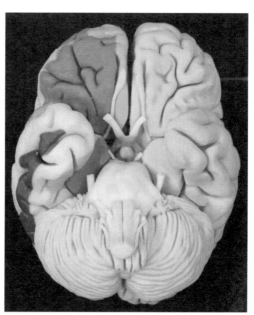

3D 打印手模型　　　　　　　　　　　　3D 打印脑模型